DIE NEUPLATONISCHE, FÄLSCHLICH DEM GALEN ZUGESCHRIEBENE SCHRIFT

Πρὸς Γαῦρον περὶ τοῦ πῶς ἐμψυχοῦται τα ἔμβρυα

AUS DER PARISER HANDSCHRIFT

ZUM ERSTEN MALE HERAUSGEGEBEN

VON

DR. KARL KALBFLEISCH

IN BERLIN.

AUS DEM ANHANG ZU DEN ABHANDLUNGEN DER KÖNIGL. PREUSS. AKADEMIE DER WISSENSCHAFTEN ZU BERLIN VOM JAHRE 1895.

MIT 2 TAFELN.

BERLIN 1895.

VERLAG DER KÖNIGL. AKADEMIE DER WISSENSCHAFTEN.

IN COMMISSION BEI GEORG REIMER.

Vorgelegt in der Sitzung der phil.-hist. Classe am 7. Februar 1895
[Sitzungsberichte St. VII. S. 111].
Zum Druck eingereicht am 28. März, ausgegeben am 29. August 1895.

Einleitung.

Unter den griechischen Handschriften, welche Minoides Mynas auf einer im Auftrage des französischen Unterrichtsministers Villemain (1840–1845) unternommenen wissenschaftlichen Reise in den Klöstern des Berges Athos entdeckte[1], befand sich der Rest einer in schräger, an Abkürzungen reicher Minuskel geschriebenen Papierhandschrift des dreizehnten Jahrhunderts, welche jetzt den ersten Theil des cod. Suppl. gr. 635 der Pariser Nationalbibliothek bildet[2]. Sie muſs einst ziemlich umfangreich gewesen sein, da sich auf dem neunten der erhaltenen Blätter (d. h. f. 11ʳ, da 1 und 2 modern sind) der Custos $\overline{\iota\eta}$ findet, so daſs mindestens 17 Trinionen, also 102 Blätter vorausgegangen sein müssen; vielleicht waren es erheblich mehr, da die Handschrift ebenso gut in Quaternionen oder Quinionen geordnet gewesen sein kann; etwas Sicheres läſst sich bei dem gegenwärtigen Zustand der Handschrift darüber nicht feststellen[3]. Erhalten sind 21 Folioblätter, welche fast alle, namentlich am oberen und äuſseren Rand, durch Feuchtigkeit sehr gelitten haben, so daſs sie an vielen Stellen nur noch mit groſser Mühe zu entziffern sind; von dem ersten (f. 3) und von den beiden letzten (f. 22 und 23) ist nur noch etwa die innere Hälfte erhalten[4].

---

[1] Vergl. *Le Moniteur Universel* 1844 Nr. 5: *Rapport adressé à M. le ministre de l'instruction publique* u. s. w. 27°. — Daremberg, *Essai sur Galien considéré comme philosophe* (bei seiner Ausgabe der Fragmente von Galen's Commentar zum Timaios, Paris 1848) 6[4] und *Oeuvres d'Oribase* I (Paris 1851) S. XII.

[2] Vergl. H. Omont, *Inventaire sommaire des manuscrits grecs de la Bibliothèque nationale* III (Paris 1888) S. 287.

[3] Die Feuchtigkeit hatte auch die inneren Ränder zerstört und die einzelnen Blätter von einander gelöst; Mynas hat sie mit weiſsem Papier durchschieſsen und mit verschiedenen anderen von ihm gefundenen Manuscripten (vergl. Omont a. a. O.) zusammenbinden lassen.

[4] Vergl. Mynas' Ausgabe von Galen's *Εἰσαγωγὴ διαλεκτική* (Paris 1844) S. λε': *Τὸ .. ἀντίγραφον .. ἡμίσαθρον ὑπῆρχε καὶ σεσηπὸς τὰ λεγόμενα περιθεώρια ... Καὶ νὴ Δία γε καὶ παντελῶς ἐξηφάνιστ' ἄν, ἐν βάθει πύργου τινὸς κατερριμμένον, εἰ μὴ κατέβην ἀνιμησόμενος.*

Das erste Blatt enthält Reste des Schlusses einer medicinischen Schrift, in welcher Mynas[1], da sich der Verfasser auf eine von ihm geschriebene *Θεραπευτικὴ μέθοδος* beruft, mit Recht ein Werk des Galen vermuthete, ohne zu erkennen, daſs es der Schluſs der Schrift *Περὶ μαρασμοῦ* (VII 666–704 Kuehn) war, um den es sich handelte. Aus der Vergleichung dieses Fragments mit unserer Vulgata gewinnen wir keinen sehr günstigen Eindruck von der in Rede stehenden Handschrift: sie zeigt sich in diesem kurzen Stück ziemlich reich an Fehlern; an einigen Stellen berichtigt sie die Vulgata, was nicht viel heiſsen will; an vielen anderen ist keine sichere Entscheidung möglich, da es von dem Buch *Περὶ μαρασμοῦ*, wie von den meisten galenischen Schriften, keine kritische Ausgabe giebt[2]. Auf alle Fälle aber ist die Handschrift für uns werthvoll, weil uns zwei Schriften des griechischen Alterthums, soviel wir wissen, nur durch sie überliefert sind, nämlich Galen's Einleitung in die Logik (*Εἰσαγωγὴ διαλεκτική*), welche 1844 von Mynas herausgegeben und, wie ich an anderer Stelle zu beweisen hoffe, mit Unrecht von Karl Prantl (Gesch. der Logik I 591 ff.) und Anderen dem Galen abgesprochen worden ist, sowie eine am Schluſs verstümmelte Schrift unter dem Titel 'Von Galenos an Gauros über die Frage, wie die Embryonen beseelt werden' (*Γαληνοῦ πρὸς Γαῦρον περὶ τοῦ πῶς ἐμψυχοῦται τὰ ἔμβρυα*[3]), welche bis jetzt keinen Herausgeber gefunden hat. Mynas hat in der Einleitung zu Galen's Eisagoge (S. μ′) die Anfangsworte mitgetheilt; daſs er sich weiter mit der Schrift beschäftigte, zeigen seine in die Handschrift eingebundenen Blätter mit

---

[1] a. a. O. S. λη′.

[2] Das Fragment beginnt mit *αὐτοῦ* 700, 4. Die Abweichungen von Kuehn's Ausgabe sind folgende: 700,4 *τὸν* fehlt || 6 *τε τῶν*] *δὲ τῶν* || nach *ἐνεργειῶν* zugefügt *ἀποτελεῖται* || 7 *λέγομεν* || 11 *τῶν* fehlt || 14 *μαραινομένοισ* || 701,3 *ὥστε τροφὴν μόνην*] *ὡς τὴν τρόφιμον* || 4 nach *τε* zugefügt *ἅμα* || *ἢ*] *εἴη* || 6 *οὕτω τῶν σκοπῶν τούτων*] *οὖν τῶν σκοπῶν* || 7 *ὅμως* fehlt || 8 *ἐργάσασθαι* || 11 *ὡσ* || 702,1 *γε τούτων μὴ*] *τε τούτου* || 2 *αἱ ταῖς*] *ἐν τοῖσ* || 4 *ἀλλὰ* fehlt || 5 *μὲν* fehlt || 6 *μὲν* fehlt || 7 *βλαβερώτατον* || 10 *ἔχειν* || 11 *ἔψοντα* || 15 *παραλαμβάνει* || 703, 4 *χρῆσις*] *πό(σισ)* || 6 *φευκταια* so || 7 (*δ*)*ιὸ* || 14 *ἐν ταῖσ συγκοπαῖσ* (ohne *μὲν*) || 16 *τὸ σύμπαν*] *σύμ(παν)* oder *σύμ(παν τὸ)* || 17 vor *ἀπάντων* zugefügt *ἑκάστων* || 704, 2 vor *ἐξευρ.* zugefügt *αὐτὸσ* || 3 *ἔχουσί τινα κατὰ τὴν τέχνην*] *ἤδη τινὰ κατὰ τὴν τέχνην* (*ἔχουσι*). Die in runde Klammern eingeschlossenen Buchstaben sind in der Hs. zu Grunde gegangen.

[3] Die Worte *τοῦ πῶς ἐμψυχοῦνται* (so) *τὰ* und das folgende *ἔ* sind in der Hs. von Mynas nach den erhaltenen schwachen Spuren mit rother Tinte erneuert. In der *Προθεωρία* zu seiner Ausgabe der *Εἰσαγωγὴ διαλεκτική* (S. μ′) giebt er *ἐμψυχοῦται*. Der Plural findet sich in der Schrift selbst nur III 3 (*διόλλυνται*) und VI 2 (*τελειοῦνται*); an beiden Stellen zeigt die Umgebung, daſs er der Überlieferung zur Last fällt.

Ergänzungen und die im Suppl. grec 727 (f. 21–46) enthaltene Abschrift[1]. Er war überzeugt, dafs Galen der Verfasser sei; auch Kostomiris, der in seinen *Études sur les écrits inédits des anciens médecins grecs* (Paris 1890) ebenfalls den Anfang mittheilt, versichert (S. 30): *Le style et le contenu de ce livre sont dignes de Galien lui-même; les idées qu'il a développées plus largement dans le traité imprimé Γαληνοῦ εἰ ζῷον τὸ κατὰ γαστρὸς (t. XIX p. 158) sont mentionnées dans ce traité.* Da indessen eine Schrift mit jenem Titel weder in den von Galen selbst verfafsten Verzeichnissen seiner Werke, noch in seinen anderen, sonst von Selbstcitaten strotzenden Büchern genannt wird, so wird es sich lohnen, ihren Inhalt theils ausführlicher, theils kürzer wiederzugeben, um Betrachtungen über ihre Tendenz und ihren Verfasser daran anzuknüpfen.

Die Lehre vom Eintritt der Seele in den Körper zum Zwecke der Erzeugung eines lebenden Wesens bereitet grofse Schwierigkeiten, sagt der Verfasser, da die Naturphilosophen und Ärzte im Zweifel sind, ob man die Frucht bereits als ein mit Sinnesempfindung und Trieb ausgestattetes, also animalisches Wesen betrachten, oder ob man ihr nur ein vegetatives, auf Ernährung und Wachsthum beschränktes Dasein zuschreiben darf. Im ersteren Falle giebt es zwei Möglichkeiten: man kann nämlich der Frucht entweder eine actuelle, oder aber eine nur virtuelle Animalität zuschreiben, wobei unter der letzteren natürlich nicht die blofse Fähigkeit, ein animalisches Wesen zu werden, verstanden ist, die ja überhaupt nicht bestritten werden kann, sondern vielmehr der Besitz des vollkommen ausgebildeten, aber nicht bethätigten thierischen Habitus (ἕξις), so dafs also die Lebensverhältnisse der Frucht genau dieselben sein würden, wie nach der Geburt in der Ohnmacht oder im Winterschlaf, in denen das vegetative Leben stark beschränkt, die Bethätigung der Wahrnehmungs- und Willenskraft aber gänzlich eingestellt ist. Mit dem Standpunkt Platon's, sagt der Verfasser, vereinigt sich am Leichtesten die Ansicht, welche der Frucht ein lediglich vegetatives Dasein zuschreibt; denn hiermit ist sowohl die Nothwendigkeit des Eintritts der Seele von aufsen her als auch der Zeitpunkt desselben ohne Weiteres gegeben (II 1 *εἰ μὲν οὖν μήτε ζῷον ἐνεργείᾳ δειχθείη τὸ*

[1] So weit mir seine Ergänzungen und Vermuthungen richtig oder doch beachtenswerth erschienen, sind sie mit dem Zeichen M in die Ausgabe aufgenommen; nur bei kleinen selbstverständlichen Ergänzungen habe ich der Kürze halber seinen Namen nicht genannt, in gröfseren hat er sehr selten das Richtige getroffen.

ἔμβρυον .. μήτε δυνάμει ζῷον .. εὔκολος τῷ Πλάτωνι ἡ τῆς εἰσκρίσεως ἀνάγκη καὶ ⟨ὁ⟩ ὅρος ὁ ταύτης γίγνεται): es mufs der Augenblick sein, in welchem sich zuerst Empfindung und Trieb zeigt, also der Augenblick der Geburt. Setzt man dagegen die Beseelung vor den Geburtsact, so kommt man in Verlegenheit, wenn man den Zeitpunkt näher bestimmen soll. Die einen haben den Moment der Zeugung als den der Beseelung betrachtet, wie Numenios[1] und die Neupythagoreer, indem sie den Flufs Ameles, aus welchem nach den in Platon's 'Staat' aufgenommenen Enthüllungen des von den Todten wieder auferstandenen Pamphyliers Er die Seelen vor ihrem Eintritt in das irdische Leben Vergessenheit trinken (621 A), ferner die Styx bei Hesiod und den Orphikern, sowie den 'Ausflufs' (*ἐκροή*) bei Pherekydes auf den Samen deuteten. Andere haben behauptet, die Beseelung falle zusammen mit dem Beginn der organischen Gliederung oder mit den ersten Bewegungen der Frucht. Abgesehen von ihrer Willkür haben diese Auffassungen des Platon den Nachtheil, dafs sie die Lehre von der Beseelung von aufsen her in Frage stellen (II 4 *τὸν μὲν οὖν καιρὸν ἀφορίσαι τῆς εἰσκρίσεως τοῖς οὕτω δόξασι λέγειν τὸν Πλάτωνα δύσκολον, ἀγὼν δὲ οὐχ ἧττων ἔσται αὐτοῖς πειρωμένοις δεικνύναι ὡς ἔξωθεν ἡ ἐμψύχωσις*). Denn wenn die Beseelung im Augenblick der Zeugung stattfindet, so liegt doch die Annahme nahe, dafs mit dem Samen ein Theil der Seele des Vaters dem zu zeugenden Wesen eingepflanzt wird; oder wenn die Beseelung mit dem Beginn der Gliederung oder auch mit den ersten Bewegungen der Frucht zusammenfällt, so ist es doch wahrscheinlich, dafs sie von der Seele der Mutter ausgeht, zumal die geistigen Ähnlichkeiten zwischen Kindern und Eltern diese Annahmen empfehlen. Unter diesen Umständen, erklärt der Verfasser, beabsichtige ich zunächst zu zeigen, dafs die Leibesfrucht weder ein animalisches Leben bethätigt, noch auch nur die fertige, aber ruhende Anlage zu einer solchen Thätigkeit besitzt; ferner aber, dafs, selbst dies zugegeben, die Seele des Kindes nicht von den Eltern, sondern von aufsen her kommt, so dafs also auch in diesem Falle die Lehre Platon's von

---

[1] Dafs Numenios den Mythos des Er gedeutet hatte, wufsten wir schon aus Proklos zur Republik 52, 9 Schöll; vergl. 122, 12 ff. Plotin. IV 3, 26 (41, 25 Volkm.). — Die Citate des Numenios und Moses (XI 1) genügen nicht, um die Schrift dem Galen abzusprechen; denn er setzt auch De usu part. XI 14 (III 905 K.) die Physik des Moses der des Epikur entgegen, und die Zeit des Numenios läfst sich innerhalb des 2. Jahrhunderts nur in so weiten Grenzen fixiren, dafs seine Benutzung durch Galen nicht ausgeschlossen ist (vergl. Thedinga, De Numenio, Bonn 1875, p. 1).

dem Eintreten der Seele in den Körper nicht umgestofsen wird (II 5 *ὡς μηδὲ οὕτως τῷ Πλάτωνι ἀθετεῖσθαι τὸν περὶ τῆς εἰσκρίσεως λόγον*).

Es erschien zweckmäfsig, den Gedankengang dieser Einleitung ausführlicher anzugeben, weil sie geeignet ist, auf die Ansichten und Absichten des Verfassers ein helles Licht zu werfen. Er macht die Frage, wie die Frucht beseelt wird, zum Gegenstand einer ausführlichen Untersuchung, weil sie für die Lehre Platon's von dem Eintritt der Seele in den Körper von grofser Wichtigkeit ist. Er erwägt, ob die Antworten, die man auf diese Frage gegeben hat, sich mit jener Lehre Platon's gut oder schlecht vertragen, und scheint ihren Werth von diesem Gesichtspunkte aus zu beurtheilen. Man wird gestehen müssen, dafs dies sonst nicht die Art des Galen ist. Er ist zwar ein aufrichtiger Bewunderer Platon's, der nach seiner Überzeugung in allem Wesentlichen mit Meister Hippokrates in Übereinstimmung, in Manchem sogar von ihm abhängig ist; er hat den Platoniker Albinos zum Lehrer gehabt und selbst viel über Platon geschrieben, aber er pflegt doch sein Urtheil über naturwissenschaftliche Fragen nicht davon abhängig zu machen, ob es sich auch mit Platon's metaphysischen Dogmen gut verträgt. Er pflegt vielmehr mit grundsätzlicher Beschränkung auf das Gebiet der Erfahrung allen metaphysischen Erörterungen möglichst aus dem Wege zu gehen, selbst wenn sie sich ihm im Laufe seiner Untersuchungen aufdrängen[1], während wir hier gleich von Anfang an in die Speculationen über die Praeexistenz der Seele verwickelt sind. Sehen wir uns indessen die von diesem angeblichen Galen in Aussicht gestellten Beweise näher an.

Es gilt vor Allem, sagt der Verfasser, sich die unterscheidenden Merkmale des Thier- und Pflanzenlebens klar zu machen und alsdann die Lebensverhältnisse der Frucht mit ihnen zu vergleichen. Die Thiere nehmen ihre Nahrung durch den Mund, aufserdem, soweit sie dem Menschen nahe stehen, durch die Nase Luft in sich auf, deren sie fortwährend bedürfen. Dagegen zieht die Pflanze vermittelst einer Wurzel flüssige Nahrung aus dem sie umgebenden feuchten Boden, Luft nimmt sie nur durch ihr Mark auf; ihrer Frucht wird Nahrung und Luft durch den Stiel zugeführt, von

[1] Vergl. z. B. über das Wesen der Seele IV 762 a. E., wo statt *ἀπαγγέλλομαι ἐπαγγ.* zu lesen ist, und 764, 2; auch IV 509, 3 und V 643 g. E. entscheidet er sich nicht. Nemes. De nat. hom. S. 86 M.: *Γαληνὸς δὲ ἀποφαίνεται μὲν οὐδέν, ἀλλὰ καὶ διαμαρτύρεται ἐν τοῖς ἀποδεικτικοῖς λόγοις ὡς οὐδὲν εἴη περὶ ψυχῆς ἀποφηνάμενος.* Zeller, Phil. d. Gr. III 1³ 828 f.

dem sie im Zustand der Reife alsbald abfällt. Diesem Leben der Pflanze entspricht vollkommen das der Frucht im Mutterleibe; auch sie nimmt Nahrung und Luft nicht durch Mund und Nase in sich auf, sondern zieht beide durch den Nabelstrang, wie durch eine Wurzel, aus dem der Erde vergleichbaren Mutterkuchen. Die Leibesfrucht steht mit der Mutter durch den Nabelstrang in Verbindung, wie die Pflanzenfrucht mit der Pflanze durch den Stiel; sie löst sich im Zustand der Reife von ihr ebenso wie die Früchte der Pflanzen abfallen (vergl. Doxogr. 425, 18). Sie ist aufserdem ganz von Flüssigkeit umgeben, in der ein dem Menschen verwandtes Thier nicht leben könnte. Aus diesen Erwägungen ergiebt sich, dafs die Frucht im Mutterleibe das Leben einer Pflanze führt und erst beim Austritt aus ihm ein beseeltes Wesen wird (Cap. III).

Hier erhebt sich zunächst ein Einwurf, der sich nicht etwa auf Thatsachen der Erfahrung, sondern auf Platon's Theorie von der Seele stützt. Platon, sagen die Gegner, betrachtet ja aber die im Samen wirkende Kraft als einen Ableger des dritten, begehrenden Seelentheils; diesem schreibt er Begierden und demgemäfs auch Lust und Unlust, oder mit anderen Worten Trieb und Empfindung, also animalisches Leben zu (IV 1). — Mit demselben Rechte, erwidert der Verfasser unserer Schrift, könnte man behaupten, Platon betrachte die Pflanzen als thierische Wesen, denn er schreibt im Timaios (77 A ff.) auch ihnen Begierden (*ἐπιθυμίαι*) und Empfindung (*αἴσθησις*) zu, ja er nennt sie geradezu *ζῷα*. Dies Alles erklärt sich aus dem eigenthümlichen Sprachgebrauch Platon's, der alles Lebende, also auch die Pflanze *ζῷον* nennt und unter *αἴσθησις* jede passive Bewegung (*παθητικὴ κίνησις*) versteht, die natürlich auch den Pflanzen zukommt, während er die Sinnesempfindung als *δόξα* bezeichnet. Im Übrigen ergiebt sich aus der in Rede stehenden Stelle des Timaios deutlich, dafs Platon den Pflanzen die sich selbst bewegende Seele (*αὐτοκίνητος ψυχή*), welche auf sinnliche Wahrnehmungen durch Willensäufserungen, insbesondere durch Bewegungen reagirt, abspricht, und ebenso mufs man im Sinne Platon's über die Lebensform des Foetus urtheilen, dem ja ebenfalls die Bewegung fehlt (IV 2–11).

Das letzte Wort dieser durchaus scholastischen Auseinandersetzung giebt den Anlafs zu einem neuen Einwand. Dem Foetus fehlt die Bewegung keineswegs, erwidern die Gegner. Wenn z. B. die Schwangere ein von heifser Luft erfülltes Bad betritt, so bemerkt sie deutlich ein

Hüpfen des Kindes in ihrem Schofs; der Foetus empfindet also die Hitze und reagirt gegen diese Empfindung durch eine Bewegung. Ferner sind die sonderbaren Gelüste schwangerer Frauen nach ungewöhnlichen Speisen, die man als *κίττα* (pica) zu bezeichnen pflegt, als Willensäufserungen des Foetus aufzufassen; denn er leidet darunter, wenn sie nicht befriedigt werden. Dafs er willkürliche Bewegungen hat, beweist auch die Thatsache, dafs die Geburt einer todten Frucht schwer zu sein pflegt, da hier die Mutter beim Ausstofsen des Kindes der Mitwirkung desselben beraubt ist. Man könnte zu diesen Einwänden hinzufügen, dafs der Einflufs der Vorstellungen der Schwangeren auf die Körpergestalt des Kindes das Vorhandensein eines Vorstellungsvermögens im Kinde selbst voraussetzt (Cap. V).

Der Verfasser beginnt seine Widerlegung mit der Bestreitung dieses letzten Punktes, auf die wir später zurückkommen werden (Cap. VI). Was die Bewegungen des Kindes angeht, so zeigt schon der Umstand, dafs die Frucht durch die Nabelschnur gleichsam festgewurzelt ist, wie sehr dieselben von den auf Wille und Vorstellung beruhenden verschieden sind; sie sind vielmehr den Windungen und Zuckungen von Theilen zu vergleichen, in denen sich Blähungen festgesetzt haben, wie sich ja überhaupt in unserem Körper zahlreiche Ortsveränderungen ohne Mitwirkung unserer Vorstellung und Empfindung vollziehen, so z. B. der ganze Verdauungsprocefs (VII 2). Die scheinbar auf Empfindung beruhenden Bewegungen des Foetus sind durchaus auf gleiche Stufe zu stellen mit den Bewegungen, durch welche die Pflanzen auf Licht und Wärme oder auf die Nähe von Gegenständen, an denen sie einen Halt finden, reagiren (VII 3). Die befremdlichen Gelüste der Schwangeren rühren nicht vom Foetus, sondern vom Uterus her, der ja bekanntlich von Platon (Tim. 91 C) als *ζῷον ἐπιθυμητικὸν τῆς παιδοποιίας* bezeichnet wird, welches unter Umständen tiefgreifende Veränderungen im weiblichen Körper hervorbringe: auf ihn also sind sowohl die Gelüste der Schwangeren als auch die Bewegungen des Foetus zurückzuführen (VIII a. E. *ἀπὸ τῆς μήτρας ἄρα αἱ κίσσαι καὶ τῶν ἐμβρύων αἱ κινήσεις*). Das Citat aus dem Timaios giebt dem Verfasser Veranlassung, mehrere Ausdrücke Platon's, welche gegen seine These zu sprechen scheinen, in seinem Sinne zu interpretiren und zur Bestätigung seiner Auffassung andere platonische Stellen auzuführen (Cap. IX). Alsdann nimmt er einen ernstlichen Anlauf, die Frage ohne

Rücksicht auf Platon rein sachlich zu erörtern (X a. A. *καὶ ἄνευ δὲ τοῦ Πλάτωνος αὐτὸ χρὴ καθ' αὐτὸ σκοπεῖσθαι τὸ γιγνόμενον*). Aber er benutzt dabei nicht etwa Thatsachen der Erfahrung, sondern durchaus mystische Theorien über die Harmonie zwischen Körper und Seele, deren Ursprung uns später beschäftigen wird, und langt aufserdem bald wieder bei Platon an, dem er diesmal die Autorität des Aristoteles[1] zugesellt (XII 2. 3).

Hierauf beginnt (Cap. XIII), der in der Einleitung aufgestellten Disposition entsprechend, ein neuer Abschnitt der Schrift, in welchem der Beweis geführt werden soll, dafs dem Foetus nicht einmal eine virtuelle Animalität, d. h. der Besitz des vollendeten Habitus eines thierischen Wesens ohne Bethätigung desselben, zugeschrieben werden kann. Der Verfasser vertritt auch hier gegenüber der Stoa (XIV 3. 4) den platonischen Standpunkt (XIII 6. XV 4); aufserdem beruft er sich auf die astrologischen Theorien der Chaldaeer (XVI 5), nicht als ob er alle ihre Lehren für sicher hielte, sondern um zu zeigen, wie man von Alters her allgemein der Ansicht geneigt sei, dafs die Beseelung erst nach der Geburt stattfinde. Hier nimmt die Zerstörung unserer einzigen Handschrift so sehr zu, dafs es schwer und schliefslich unmöglich wird, den Gedankengang mit Sicherheit zu erkennen. So viel aber sehen wir noch deutlich, dafs auf dem vorletzten der uns erhaltenen Blätter (XVII 1) der letzte in der Einleitung angekündigte Abschnitt beginnt: *(εἰ δὲ) μηδὲ ταῦτα πείθει, ὑποπτεύεις δὲ τῆς αὐτοκινήτου ψυχῆς καὶ οὐ τῆς θρε(πτικῆς τε) καὶ αὐξητικῆς μέτοχα εἶναι τὰ ἔμβρυα φύσεως, ἀλλ' ἐγὼ κα(ὶ πρὸς τοῦτο εὐπο)ρήσας οὔ φημι τῷ Πλάτωνι ἐκκεκλίσθαι τὴν ἔξωθεν τῶν (ψυχῶν εἰς τὰ σώματα) εἴσκρισιν· ἀλλ' ἄδηλος μὲν ἔστω τοῦ πότε ὁ καιρός, ὅτι ⟨δ'⟩ οὔ(τε ὁ πατὴρ τὴν) ψυχὴν ἐνδίδωσιν οὔτε ἡ μήτηρ, ὡς δή τι καὶ ἄλλο ἀγωνιεῖ(ται· δῆλον) γὰρ ὡς εἰ μὴ ἐκ τῶν γονέων ὅτι ἔξωθε(ν εἰσεκ)ρίθη.*

Hier tritt die Absicht unserer Schrift noch einmal recht deutlich hervor. Mag die Beseelung des Menschen stattfinden, wann sie will; das ist nicht das Wesentliche, worauf es dem Verfasser ankommt. Aber sie mufs von aufsen her geschehen; denn wenn die Seele des Kindes nur ein Ableger der elterlichen Seelen ist, so ist es mit der Lehre Platon's von der Praeexistenz der Seele und von der Wahl des Lebensloses in

[1] Über seine Ansichten in diesen Fragen vergl. Zeller II 2^3 483^4. 569^1. 593^5.

einem vorirdischen Dasein vorbei. Die ganze Untersuchung steht also nicht im Dienste empirischer Naturwissenschaft, wie sie Galen sonst unter thunlichster Vermeidung metaphysischer Speculationen betreibt, sondern unter dem Banne platonischer Dogmatik. Unter diesen Umständen haben wir alle Veranlassung zu prüfen, ob denn die embryologischen Ansichten, die in unserer Schrift vorgetragen werden, mit denen des pergamenischen Arztes übereinstimmen.

Es liegt nahe, die Ansichten Galen's über diese Fragen in dem unter seinen Schriften überlieferten Vortrag 'Ob die Leibesfrucht ein thierisches Wesen ist' (*Εἰ ζῷον τὸ κατὰ γαστρός* XIX 158–181 Kuehn) zu suchen. Aber man hat längst erkannt, dafs diese elende Sophistenrede, welche übrigens mit grofser Entschiedenheit das Gegentheil der in unserer Schrift verfochtenen Ansichten vertritt, unmöglich von Galen herrühren kann[1]. Wir müssen uns daher an seine Schrift 'Über die Entwickelung der Frucht' (*Περὶ κυουμένων διαπλάσεως* IV 652–702 K.), die beiden Bücher 'Über den Samen' (*Περὶ σπέρματος* IV 512–651) und das 14. und 15. Buch seines grofsen physiologischen Werkes 'Über den Gebrauch der Körpertheile' (*Περὶ χρείας μορίων* IV 142–262) wenden. Da finden wir nun eine ganz andere Auffassung der Dinge als in der Schrift an Gauros. Galen vergleicht zwar auch das anfängliche Leben der Frucht mit dem einer Pflanze, ja er führt diesen Vergleich sorgfältig bis in's Einzelne aus (IV 543 f. 665 ff.); aber mit dem ersten Herzschlag des Foetus beginnt nach ihm das animalische Leben: *ὅταν δὲ τὰς κοιλίας σχῇ* (*ἡ καρδία*) *καὶ τὰς ὕλας ἀμφοτέρας* (nämlich das arterielle und venöse Blut), *ὡς ἂν ἤδη πεπληρωμένης αὐτῶν τῆς οὐσίας αὐτή τε σφύζει καὶ τὰς ἀρτηρίας ἅμα ἑαυτῇ κινεῖ τὴν αὐτὴν ἑαυτῇ κίνησιν, ὥστε τὸ κυούμενον οὐ μόνον ὡς φυ-*

[1] Zeit und Stellung des Verfassers sind schwer zu bestimmen; die Bezugnahme auf Asklepiades (aus Bithynien), von der Albr. v. Haller (Bibliotheca anatomica I 107) und Ackermann (bei Kuehn I S. CL) sprechen, ist nur eine scheinbare; man sieht leicht, dafs nirgends von einem Asklepiades, sondern immer nur von den Asklepiaden die Rede ist. Dies wird bestätigt durch den cod. Par. 3035 (s. XIV f. 197 ff.), aus dem der stark verdorbene Text bei Kuehn an vielen Stellen berichtigt werden kann; aber er geht nur bis 178, 1 K. (*φύσιν*). — Der dem Galen zugeschriebene Aufsatz 'An omnes partes animalis quod procreatur fiant simul' (Chartier V 326) steht nicht im Par. gr. 2164, wie Ilberg (Rh. Mus. XLVII 511) nach Haller (Bibl. an. I 101) glauben mufste; diese Hs. enthält von den embryologischen Schriften nur *Περὶ κυουμένων διαπλάσεως* und *Εἰ ζ. τὸ κ. γ.*, dagegen aufser den im Katalog (Omont Inv. II S. 207) verzeichneten noch *Εἰ κατὰ φύσιν ἐν ἀρτηρίαις αἷμα περιέχεται* (fol. 20r–28r = IV 703–736 K.).

τὸν ἔτι τὴν διοίκησιν ἔχειν, ἀλλ' ἤδη καὶ ὡς ζῷον (IV 670, 12 ff.). An einer anderen Stelle (IV 238, 4 ff.) erklärt er die Annahme gewisser Ärzte, daſs der Foetus keine willkürlichen Bewegungen habe, für einen schweren Irrthum (*λέληθε δ' αὐτοὺς τὰ μέγιστα, καὶ τοῦ παντὸς ἁμαρτάνουσιν, οὐκ εἰδότες .. ὅτι τὸ κυούμενον ἤδη χρῆται ταῖς καθ' ὁρμὴν ἐνεργείαις* vergl. 237 a. E.); daſs die Frucht nach vollendeter Gliederung ihrer Organe bereits ein thierisches Wesen sei, habe er in seinen Werken *Περὶ ἀποδείξεως* und *Περὶ τῶν Ἱπποκράτους τε καὶ Πλάτωνος δογμάτων* ausgeführt. Das groſse logische Werk 'Über den Beweis' in 15 Büchern (Scripta min. II 117, 19 Müller) ist verloren gegangen, ebenso derjenige Theil des ersten Buches De placitis, in welchem dies gestanden haben muſs[1]; aber die angeführten Stellen genügen. Was die Bewegungen des Kindes angeht, so erklärt er es (XVII A 811, 12) ausdrücklich für einen Fehler, sie dem Uterus zuzuschreiben, wie es der Verfasser der Schrift an Gauros (VIII 4) that (*ἁμαρτάνουσι τὰς κινήσεις τοῦ ἐμβρύου ταῖς ὑστέραις ἀνατιθέντες*); die Wendung der Frucht im achten Monat und das Zerreiſsen der umgebenden Häute bei der Geburt seien auf eigene Bewegungen des Kindes zurückzuführen. Wir finden also bei Galen geradezu das Gegentheil der in unserer Schrift vertretenen Ansichten. Daſs er seine Meinung in die entgegengesetzte geändert haben sollte, ist unglaublich; er müſste dann wenigstens mit einem Worte darauf zurückgekommen sein, wie er es sonst bei viel geringeren Meinungsänderungen thut (z. B. über die Zeit der Entwickelung des Herzens IV 663, 11 ff.). Aber wir finden in unserer Schrift keinen einzigen Hinweis auf andere embryologische Studien des Verfassers, was für jeden, der sich an Galen's Leidenschaft für Selbstcitate erinnert, ein weiterer Beweis gegen ihren galenischen Ursprung sein wird. Hierzu kommt, abgesehen von der Gleichgültigkeit gegen den Hiat, den Galen sonst sorgfältig meidet[2], noch ein weiterer innerer Grund. Wir haben schon im Allgemeinen die Abneigung Galen's gegen transcendente Probleme

---

[1] Darauf führt De plac. 544, 3 M. (V 553 K.): *ἆρ' οὖν, ὅτι κατὰ τὴν πρώτην διάπλασιν ἐκ καρδίας ἡ γένεσις αὐτῶν ἐστι, διὰ τοῦτ' ἀρχὴν ἔξουσι τὴν καρδίαν αἱ φλέβες; ἀλλ' οὔτε περὶ τῆς τοιαύτης ἀρχῆς ἡ ζήτησις ἦν, ὡς ἐν τῷ πρώτῳ γράμματι κατ' ἀρχὰς εὐθέως διώρισται* (vergl. 241, 12 M. 277 K.) *καὶ πρὸς τῷ μὴ ζητεῖσθαι τὴν τῆς γενέσεως αὐτῶν ἀρχὴν οὐδ' ἀπόδειξίν τινα ἐπεχείρησεν Ἐρασίστρατος εἰπεῖν, ὡς ἐκ καρδίας ἡ φύσις ἐν τῷ διαπλάττεσθαι τὸ ἔμβρυον ἐξέφυσε τὸ φλεβῶδες γένος.*

[2] Vergl. Diels, Jenaer Litt.-Ztg. 1875 Nr. 9; Marquardt, Galeni scripta min. I, XLVII ff.; Petersen, In Galeni De plac. Hipp. et Plat. libr. quaestiones criticae (Gött. Diss. 1888) S. 37 ff.

festgestellt; wir können hinzufügen, dafs er auch in den in unserer Schrift behandelten Fragen diese Zurückhaltung bewahrt hat. In der Schrift 'Über die Entwickelung der Frucht' sagt er, er habe für die Zweckmäfsigkeit in der Entwickelung des Organismus, die er durch seine anatomischen Studien erkannt habe und auf's Höchste bewundere, keine befriedigende Erklärung. Er habe die Philosophen darüber befragt, die ja doch über die ganze Welt und ihre Entwickelung so Vieles zu sagen wüfsten; aber eine stichhaltige Antwort habe ihm Keiner gegeben (IV 695). Es bleibe ihm nichts übrig, als ein *Ignoramus* auszusprechen: ἐγὼ μὲν οὖν ἀπορεῖν ὁμολογῶ περὶ τοῦ διαπλάσαντος αἰτίου τὸ ἔμβρυον (700, 5). Die vegetative Seele könne es nicht sein, denn sie sei nicht vernünftig, geschweige denn weise; die vernünftige Seele kenne ohne besondere Studien die kunstvolle Einrichtung des Organismus nicht, könne ihn also auch nicht geschaffen haben; der Weltseele, die ihm einer seiner platonischen Lehrer als die Schöpferin des Organismus bezeichnet habe, wäre diese Leistung würdig, aber sie würde nicht zugleich so viel häfsliche und schädliche Thiere geschaffen haben. Dagegen erklärt der Verfasser der Schrift an Gauros (X 3ff.) mit voller Bestimmtheit, dafs es die bereits dem Samen zukommende vegetative Seele (φύσις, φυτικὴ ψυχή) ist, welche, vermöge der in ihr enthaltenen Keimformen[1] in Verbindung mit den Seelen der Eltern, unter Aufsicht und mit Unterstützung der Weltseele (τῆς τὰ ὅλα διοικούσης ἀρχῆς X 6, vergl. XVI 5) den Körper baut.

Also Galen ist nicht der Verfasser unserer Schrift; aber sie wurde in ärztlichen Kreisen gelesen und mit den Schriften Galen's, unter denen einige denselben Gegenstand, wenn auch in ganz anderer Weise, behandelten, überliefert; der Name des Verfassers ging verloren und der Name des Arztes κατ' ἐξοχὴν trat an seine Stelle (vergl. unten S. 25 Anm. 1). Aber wenn Galen nicht der wirkliche Verfasser ist, wer ist es sonst? Ein eifriger Platoniker, so viel ist gewifs[2]. Der Name des Adressaten Gauros, welcher so selten ist, dafs man ihn an einer der wenigen Stellen, wo er

---

[1] Die σπερματικοὶ λόγοι hat der Verfasser der Schrift an Gauros (VII 2) von den Stoikern angenommen, ebenso wie Plot. IV 3, 10 (22, 11); 4, 11 (57, 22); 29 (80, 2); vergl. Zeller III 2³ 555; Porph. in Cat. 64, 30 Busse. Dafs aber auch von den Seelenkräften bereits im Embryo Keime vorhanden seien, will er ihnen nicht zugeben (XIV 1 ff.). — Über die Weltseele als Schöpferin des Organismus vergl. Plot. II 9, 18 (211, 1 ff.), über die φύσις IV 4, 20 (67, 17).

[2] Bezeichnend ist auch, dafs er VIII 2, obwohl schon lange nicht mehr von Plato die Rede gewesen ist, einfach οἴεται sagt; vergl. Zeller III 2³ 430².

vorkommt, in Tauros ändern zu müssen glaubte, führt uns nicht weiter[1]; umsomehr sind einige Stellen, an welchen sich der Verfasser über seine philosophische Weltanschauung ausspricht, geeignet, uns auf die richtige Spur zu bringen. An einer schon berührten Stelle (VI 1) führt er Folgendes aus: Die Einwirkung des Vorstellungslebens der Mutter auf die Gestalt des Kindes beweist keineswegs das Vorhandensein eines Vorstellungsvermögens im Kinde selbst. Dies ergiebt sich aus einer Erwägung, welche noch mehr als die ihr vorausgehende — die wir später nachholen werden — im Sinne Platon's ist (VI 2 *ἰστέον γε μὴν κἀκεῖνο καὶ μᾶλλον ῥηθήσεσθαι μέλλον κατὰ Πλάτωνα*). Es ist nämlich ganz natürlich, dafs die das Wachsthum und die Gestaltung der Frucht leitende Kraft (*ἡ φυτική*) von der vorstellenden Seele der Mutter beeinflufst wird, da sie nichts Anderes ist, als ein Erzeugnifs derselben: *ἀεὶ γὰρ κατ' αὐτὸν τὰ ἀπὸ τῆς οὐσίας τινῶν γεννώμενα ὑποβέβηκε ⟨κατὰ⟩ δυνάμεις καὶ οὐσίας ἄξια τῶν γεγεννηκότων, καὶ ἀδύνατον μὲν ὁμοούσια εἶναι τοῖς γεγεννηκόσιν, ἐπιπειθῆ ⟨δέ⟩ γέ πως τῶν τεκόντων γίγνεται καὶ ὑπ' ἐκείνων τελειοῦται. οὕτω γὰρ διάνοια γέννημα οὖσα εὖ* (l. *νοῦ*) *ὑποβέβηκε μὲν κατ' οὐσίαν ἀπὸ τοῦ γεννήσαντος αὐτὴν νοῦ, δύναται δ' ἐπιστρέφειν αὐτὴ πρὸς τὸν νοῦν καὶ συνιέναι τῶν αὐτοῦ, εἰ καὶ μὴ καθάπερ ὁ νοῦς τῆς ἀθρόας καὶ ἄνευ διεξόδου θίξεώς ἐστιν ἄμοιρος* (l. *ἔμμοιρος*). *πάλιν ἡ ἀλογία ἡ τῷ λόγῳ συναφὴς γέννημα οὖσα τοῦ λόγου ἐστὶ μὲν κατ' οὐσίαν λογισμῶν ἄμοιρος, λέγεται δὲ κατὰ λόγον καὶ κατὰ τὴν οἰκείαν οὐσίαν λογικῶς κινεῖσθαι ἀδύνατος οὖσα ὑπὸ τοῦ λόγου τελειουμένη* (l. *-οῦται*). *τῆς δὴ ἀλογίας καὶ ὅλως τοῦ ἐπιθυμητικοῦ γέννημα οὖσα ἡ φυτικὴ κατὰ τὸν Πλάτωνα ὑποβέβηκε μὲν κατ' οὐσίαν ἀπὸ τῆς δοξαστικῆς τε καὶ φανταστικῆς, διοικεῖσθαι δὲ δύναται ὑπὸ τῆς φανταστικῆς καίπερ ἄμοιρος οὖσα φαντασίας καὶ δόξης.* Schon die Ausdrücke *ὑποβαίνειν, ἐπιστρέφειν πρὸς τὸν νοῦν, ἀθρόα καὶ ἄνευ διεξόδου θίξις* zeigen uns, dafs hier nicht sowohl die Lehre Platon's, als die Plotin's vorgetragen wird[2]. Vom intuitiven Denken, dem Nus, führt uns der Verfasser

---

[1] Wir finden einen *Γαῦρος* und einen *Κλ(αύδιος) Γαῦρος* in attischen Inschriften des zweiten nachchristlichen Jahrhunderts; aufserdem erscheint der Name in einer griechischen Inschrift aus Rom oder Umgebung und in einer lateinischen aus Allifae in Samnium. CIA III 1, 1098 (115/6 oder 116/7 n. Chr.); 1138 (zwischen 174/5 und 177/8 n. Chr.); Inscript. Graecae Siciliae et Italiae ed. Kaibel 1272; CIL IX 2384; vergl. *Γαύρειος* Collitz D.-Inschr. I 1286, 3. 17 (Larisa).

[2] Vergl. z. B. für *ὑποβαίνειν* (*ὑπόβασις*) Plot. I 8, 7 (107, 21 Volkm.); Porph. Sent. 11 (S. XXXI 40 im Plotin von Creuzer und Moser Paris 1855) und bei Stob. I 349, 16 Wachsm.; Iambl. De comm. math. sc. 8 (34, 10 Festa); — für *ἐπιστρέφειν* (*ἐπιστροφὴ*)

zum discursiven, der *διάνοια* oder dem *λόγος*, und von ihm über die als *ἀλογία* zusammengefafsten niederen Seelentheile bis zur blofs vegetativen Kraft hinab: es fehlt nur die höchste und die unterste Stufe, die Gottheit und die Materie, und wir hätten die ganze Stufenleiter jenes 'emanatistischen' Pantheismus, in dem der Neuplatonismus die Formel der Welt gefunden zu haben glaubte. Beachtenswerth ist die angeführte Stelle auch als Probe des Stils unserer Schrift. Reich an Worten, aber auch deutlich, nicht ohne Farbe und Wärme, aber doch nicht überschwänglich, ist ihre Sprache gleich weit entfernt von der knappen, oft dunklen Kürze des Plotin und andererseits von der langweiligen Breite des Iamblich. Sie erinnert am meisten an den Stil des Mannes, der durch seine Zeit und seine persönlichen Beziehungen zwischen beiden in der Mitte steht, des Porphyrios[1], bei dem wir auch für die Gedanken unserer Schrift und die Worte, in welche sie gekleidet sind, die schlagendsten Parallelen finden. So steht z. B. an einer anderen Stelle, wo gegenüber den Stoikern, die das Höhere aus dem Niederen sich entwickeln lassen, der oben ausgeführte Gedanke wiederholt wird, ein Satz, den wir fast wörtlich bei Porphyrios wiederfinden. Man mufs vielmehr, sagt unser Autor (XIV 3 vergl. Plot. IV 7, 8 [132, 23 ff. Volkm.]), vom Besseren das Schlechtere ableiten; denn *πᾶν τὸ γεννῶν τῇ αὐτοῦ οὐσίᾳ χεῖρον ἑαυτοῦ πέφυκε γεννᾶν.* Ebenso sagt Porphyrios in seinen *Ἀφορμαὶ πρὸς τὰ νοητά* (13 S. XXXII 4

πρὸς τὸν νοῦν (*θεὸν*) Plot. I 2, 6 (56, 22); IV 8, 4 (148, 5); Porph. Vit. Pl. 8 (15, 1 Volkm.); Ad Marcellam 24 (289, 19 Nauck[2]); Sent. 34 (XXXIX 7. 15); — für *ἀθρόος* und *ἐν διεξόδῳ* Plot. II 8, 1 (181, 15; 182, 23); IV 4, 1 (47, 21. 27); Porph. bei Stob. I 349, 8 W.; Sent. 44 (XLVII 44); Iambl. De comm. math. sc. 1 (11, 12 Festa); zu *θίξις* vergl. *ἐπαφή* Plot. I 2, 6 (56, 9); Iambl. De comm. m. sc. 8 (33, 19); Proklos zum Tim. 233 A. — *ἡ ἀλογία* für die niederen Seelentheile Porph. De abst. III 27 (225, 14. 226, 25 N.); Iambl. Protr. 5 (35, 16 Pist.); Nemes. 61 M.; 213; Simpl. in Phys. 1, 8. 11 Diels. — Vergl. die Indices von Diels zu Simpl. in Phys. und Hayduck zu Simpl. in De anima.

[1] Die Worte *διάζησις* (XII 4) und *περίχυσις* (III 3. XI 2) sind bisher nur aus Porphyrios (Stob. II 167, 10 W. Euseb. Praep. ev. III 7, 2) belegt. Die seltenen Worte *ἀζωία* (IV 3) und *προβιοτή* (XI 4) lassen sich auch bei Porphyrios nachweisen (Stob. I 345, 12. II 168, 25 W.) *ὅσῳ — τόσῳ* ohne *μᾶλλον* oder Comparativ (wenigstens in einem Gliede) XII 3. 7. Porph. De antro Nymph. 4 (58, 18). De abst. I 41 (117, 8). 57 (132, 3). III 26 (223, 8?). 27 (226, 4). Ad Marc. 32 (295, 4). *ἵνα* mit Conj. für *ὥστε* IX 4. Porph. in Cat. 96, 33. De abst. II 52 (178, 5). *ἕτοιμον οὖν κατηγορεῖν* V 5; *ἕτοιμον λέγειν* Porph. De abst. III 6 (194, 10). *ὅτι καὶ* XIV 4. (XII 5?) Porph. Ad Marc. 6 (277, 27). 34 (296, 13). Eus. Pr. ev. I 9, 21. *ναί, φασίν, ἀλλ' ὥσπερ .. οὑτωσὶ* XIV 1. *ναί, φασίν, ἀλλ' ὡς .. οὕτως* Porph. De abst. III 21 (211, 16). Anderes in den Anmerkungen zur Ausgabe.

Creuzer): *Πᾶν τὸ γεννῶν τῇ οὐσίᾳ αὐτοῦ χεῖρον αὐτοῦ γεννᾷ*, und er fährt ganz ähnlich, wie es an der oben besprochenen Stelle hieſs, fort: *καὶ πᾶν τὸ γεννηθὲν φύσει πρὸς τὸ γεννῆσαν ἐπιστρέφει* (vergl. 30 S. XXXVI). — Die Gestaltung des Kindes wird nicht durch sein eigenes Vorstellungsvermögen, sondern durch das seiner Mutter bestimmt, sagt unser Autor (VI, 1); denn es ist ein Gesetz, daſs wir durch unsere Vorstellungen den eigenen Körper nicht verändern können; das vermögen nur die Daemonen, welche den ihnen beigesellten luftartigen Leib durch ihre Vorstellungen zwar nicht thatsächlich färben, aber doch auf eine nicht näher zu bezeichnende Weise in mannigfachen Gestalten erscheinen lassen. Auch diese Lehre finden wir mit auffallenden Übereinstimmungen im Ausdruck wieder in der Schrift des Porphyrios über die Nymphengrotte der Odyssee und in seinen Grundzügen der Lehre vom Intellegibeln. Man vergleiche

Porph. De antro nymph. c. 11 p. 64, 15 Nauck[2].

καὶ τάς γε φιλοσωμάτους (ψυχὰς) ὑγρὸν τὸ πνεῦμα ἐφελκομένας παχύνειν τοῦτο ὡς νέφος . . καὶ ἐκ τῶν τοιούτων αἱ συναντῶσαί τισι κατὰ φαντασίαν χρῴζουσαι τὸ πνεῦμα εἰδώλων ἐμφάσεις.

Porph. Sent. 32 p. XXXVII, 11 (von der Seele des Verstorbenen) *ἐκ τῆς πρὸς τὸ σῶμα προσπαθείας . . ἐναπομόργνυται τύπος τῆς φαντασίας εἰς τὸ πνεῦμα καὶ οὕτως ἐφέλκεται τὸ εἴδωλον.*

Πρὸς Γαῦρον VI 1.

εἰ μὲν ἃ φανταζόμεθα εἰς τὰ αὐτῶν σώματα οἷοί τε ἦμεν ἀπομόργνυσθαι, καθ' ὃ ἤδη λόγος κρατεῖ τοὺς δαίμονας τὰ εἴδη τῶν φαντασμάτων εἰς τὸ συνὸν ἢ παρακείμενον αὐτοῖς ἀερῶδες πνεῦμα διαδεικνύναι, χρῴζοντας μὲν οὐδαμῶς, ἀρρήτῳ δὲ τρόπῳ[1] *τὰς ἐμφάσεις τῆς φαντασίας ὥσπερ ἐν κατόπτρῳ τῷ περὶ αὐτοὺς ἀέρι διαδεικνύντας, ἐνεδέχετο εἰκάζειν τὴν φαντασίαν τῆς ἐνούσης ψυχῆς ἐν τῷ σώματι καθ' ἑαυτὴν διατυποῦν τὸ σῶμα.*

Auffallende Übereinstimmung mit Porphyrios zeigen ferner eine Reihe von Stellen, welche sich alle auf ein Problem beziehen, das den Porphyrios von jeher besonders angezogen hatte. Drei Tage hintereinander hatte er einst, wie er selbst berichtet (Vita Plot. c. 13), mit seinem Lehrer Plotin

[1] Der Verfasser bemüht sich, für den sich ihm aufdrängenden grob sinnlichen Ausdruck einen passenderen zu finden, aber vergeblich (*ἀρρήτῳ δὲ τρόπῳ . . διαδεικνύντας*).

über die Frage, wie das Wunder (De antro 14 S. 66, 13–15) der Vereinigung der Seele mit dem Körper zu begreifen sei, disputirt, ohne ein Ende finden zu können. Er hatte sich überzeugt, daſs die Gegenwart des Geistigen als eines Unkörperlichen keine räumliche sein, sondern nur auf Verähnlichung beruhen könne, soweit überhaupt ein Körper einem Unkörperlichen verähnlicht und ein Unkörperliches in einem ihm verähnlichten Körper gedacht werden kann (Sent. 37 [XLII, 46 ff.] *ἡ οὖν παρουσία οὐ τοπικὴ ἐξομοιωτικὴ δέ, καθόσον οἷόν τε σῶμα ὁμοιοῦσθαι ἀσωμάτῳ καὶ ἀσώματον θεωρεῖσθαι ἐν σώματι ὡμοιωμένῳ αὐτῷ*; vergl. 28 [XXXV, 45]). Es handelt sich nicht um eine Mischung, eine Zusammenkunft oder eine mechanische Verbindung, sondern um eine andere, unsinnliche Art von Gemeinschaft (Sent. 35 [XLI, 42] *οὔτε οὖν κρᾶσις ἢ μῖξις ἢ σύνοδος ἢ παράθεσις, ἀλλ' ἕτερος τρόπος.. πασῶν.. ἐκβεβηκὼς τῶν ὑπὸ τὴν αἴσθησιν πιπτουσῶν* [*κοινωνιῶν*]). Das Unkörperliche ist in allem, von dem es in geeigneter Weise aufgenommen werden kann (Sent. 40 [XLIV, 46] *ἐν παντὶ τῷ ἐπιτηδείως αὐτὸ δέχεσθαι δυναμένῳ*; vergl. Plot. IV 3, 17 [29, 15]); die Natur des verwandten Körpers zieht die Seele herbei (De abst. II 48 [176, 2] *ὁλκὸν τῆς ψυχῆς ἡ τοῦ συγγενοῦς σώματος φύσις*) und keine Macht der Welt vermag sie zu hindern, dort zu weilen, wohin die Verwandtschaft sie hinabzieht (47 [175, 15] *διείργεται δὲ οὐδαμῶς ψυχὴ ἐκεῖ εἶναι ὅποι τὸ συγγενὲς καθέλκει αὐτήν*; vergl. Sent. 28 [XXXV, 40]). Bei dem Verfasser unserer Schrift finden wir nicht nur diese Gedanken, sondern auch die Ausdrücke des Porphyrios wieder. Der Körper, sagt er, zieht durch verwandte Beschaffenheit die zu seiner Leitung geeignete Seele herbei (XI 2 *ἕλκει.. κατὰ συγγένειαν.. τὸ ἁρμοσθὲν πρὸς ψυχῆς κυβέρνησιν τὴν ἐπιτηδείαν ψυχὴν τῷ ἁρμοσθέντι*). Er wirft seinen Gegnern vor, sie vermöchten nicht zu begreifen, wie die Seele dem Körper gegenwärtig und wie sie ihm ferne, und daſs ihre Anwesenheit und Abwesenheit nicht räumlich ist, sondern auf der geeigneten und übereinstimmenden Beschaffenheit beruht (XIII 7 *ἣν δ' ἀμέλει καὶ τοῦτο ἀγνόημα τῶν συνεῖναι μὴ δυναμένων πῶς ἡ ψυχὴ πάρα τῷ σώματι καὶ πῶς πάλιν ἄπεστι, καὶ ὅτι οὐ τοπικὴ ἡ παρουσία τε καὶ ἀπουσία, κατὰ δὲ τὴν ἐπιτηδειότητα καὶ συναρμοστίαν ἤτοι ἔνεστιν ἢ πάρεστί γε καὶ συμφωνεῖ ἢ ἄπεστι καὶ ἀνομολογεῖ*). Sie wissen nicht, sagt er (XIV 4), daſs die Seele nicht wie mit der Hand oder mit einem Strick oder in einem Käfig festgehalten wird; denn sie läſst sich überhaupt nicht körperlich festhalten, sondern nur durch geeignete Beschaffenheit, ebenso wie sich auch das Feuer nicht durch einen Strick oder mit der Hand, sondern nur durch die geeignete Beschaffenheit des Stoffes festhalten läſst (*ἀγνοούντων ὅτι οὐχ ὡς χειρὶ ἢ δεσμῷ ἢ ὡς ζωγρίῳ κ⟨ρατ⟩εῖται ἡ ψυχή· οὐδὲ γὰρ ὅλως ἡ ταύτης κράτησις σωματική, ἀλλὰ μόνον κατὰ τὴν ἐπιτηδειότητα, ὡς οὐδὲ πῦρ κρατεῖται δεσμῷ ἢ χειρί, ἀλλὰ μόνον κατὰ τὴν τῆς ὕλης ἐπιτηδειότητα*). Mit demselben Bilde sagt Porphyrios (Sent. 29 [XXXVI, 3]): 'Wenn das Unkörperliche im Körper festgehalten wird, so braucht es nicht eingeschlossen zu werden, wie wilde Thiere im Käfig; denn kein Körper vermag es auf diese Weise einzuschlieſsen und zu umfassen' (*Τὸ ἀσώματον ἂν ἐν σώματι κατασχεθῇ, οὐ συγκλεισθῆναι δεῖ ὡς ἐν ζωγρείῳ θηρία· συγκλεῖσαι γὰρ αὐτὸ οὐδὲν οὕτω δύναται καὶ περιλαβεῖν σῶμα*[1]).

Auf demselben Gesetz, wie die Vereinigung der Seele mit dem Körper, beruht nach dem Verfasser unserer Schrift auch die Gemeinschaft der verschiedenen Stufen des Geistigen unter einander. Wenn die Seele, sagt er (XII 3), in sich gekehrt, den Nus gegenwärtig findet, so braucht sie deshalb nicht von Anfang an im Besitze desselben in den Körper eingetreten zu sein. Denn was nicht vom Raume gefaſst und nicht körperlich festgehalten wird, sondern nur durch die geeignete Beschaffenheit und Ähnlichkeit des Aufnehmenden mit ihm verwächst, das hält nicht der Raum und nicht die Zeit und nicht irgend eine andere Gewalt fest. Die ungeeignete Beschaffenheit löst es und hindert es, die geeignete hält es und zieht es herbei; und soweit sie mit ihm übereinstimmt, soweit hält sie es fest. Darum hat auch, wer die Gottheit erkannt hat, die Gottheit gegenwärtig, und wer sie nicht kennt, ist der allgegenwärtigen ferne (*ἡ* [l. *εἰ*] *δὲ στραφεῖσα εἰς ἑαυτὴν ψυχὴ εὑρίσκει τοῦτον παρόντα*[2], *οὐ δήπου διὰ τοῦτο καὶ ἔχουσα ἀπ' ἀρχῆς εἰσεκρίθη· τὰ γὰρ μὴ τόπῳ κρατούμενα μηδὲ σωματικῶς κατεχόμενα* [vergl.

---

[1] Vergl. Nemesios De nat. hom. S. 134 f. Matth. *οὐ γὰρ κρατεῖται ὑπὸ τοῦ σώματος* (*ἡ ψυχή*), *ἀλλ' αὐτὴ κρατεῖ τὸ σῶμα, οὐδὲ ἐν τῷ σώματί ἐστι ὡς ἐν ἀγγείῳ ἢ ἀσκῷ .. μὴ κωλυόμενα γὰρ ὑπὸ τῶν σωμάτων τὰ νοητὰ .. οὐχ οἷά τέ ἐστιν ὑπὸ τόπου σωματικοῦ κατέχεσθαι* (fast dieselben Worte *Πῶς ἐμψ.* XII 3). Die Vergleichung dieser Stelle mit Porph. Sent. 29 bestätigt den von H. v. Arnim (Rhein. Mus. XLII 276 ff.) erwiesenen porphyrianischen Ursprung des dritten Capitels des Nemesios. Vergl. Plot. IV 3, 9 (21, 12); 20 (32, 25 ff.).

[2] Zum Ausdruck vergl. Porph. De abst. II 48 (176, 6) *ἔχουσι παροῦσαν τὴν ψυχὴν* und Sent. 41 (XLV 40 ff.) *σαυτὸν ἀγνοεῖς .. καὶ πόρρω σου ὄντα εὑρίσκεις ἢ αὐτὸν σαυτῷ φύσει παρόντα.*

S. 18 Anm. 1], *ταῖς δ' ἐπιτηδειότησι τῶν δεχομένων καὶ ὁμοιότησι συμφυόμενα οὐχ ὁ τόπος οὐδ' ὁ χρόνος οὐδὲ ἄλλη τις βία κατέχει, λύει δὲ καὶ κωλύει ἡ ἀνεπιτηδειότης καὶ κρατεῖ καὶ συνάγει ἡ ἐπιτηδειότης, καὶ ὅσῳ συμφωνεῖ, τόσῳ κατέχει· διὸ καὶ ὁ γνοὺς τὸν θεὸν ἔχει τὸν θεὸν παρόντα*[1] *καὶ ὁ ἀγνοῶν τῷ πανταχοῦ παρόντι ἄπεστι*). Diese Grundlehre des Neuplatonismus finden wir namentlich bei Porphyrios in ganz ähnlichen Ausdrücken: Sent. 41 (XLV 28) *ἀπέστη* (*τις*) *ἀφ' ἑαυτοῦ ἅμα καὶ ἀπέστη τοῦ ὄντος· καὶ ἔστι τις ἐν αὐτῷ παρὼν παρόντι, τότε πάρει* (viell. *πάρα* oder *πάρεστι*) *καὶ τῷ ὄντι πανταχοῦ ὄντι.* 37 (XLII 33) *πεπλήρωται γὰρ ἑαυτῆς ἡ δύναμις εἰς ἑαυτὴν κεχωρηκυῖα καὶ ἑαυτὴν δυναμοῦσα τὸ οἰκεῖον κέκτηται κράτος.* 34 (XXXIX 6) *δεῖ τοίνυν καθηραμένην αὐτὴν* (*τὴν ψυχὴν*) *συνεῖναι τῷ γεννήσαντι, καὶ ἀρετὴ ἄρα αὐτῆς μετὰ τὴν ἐπιστροφὴν αὕτη, ἥπερ ἐστὶν ἐν γνώσει καὶ εἰδήσει τοῦ ὄντος, οὐχ ὅτι οὐκ ἔχει παρ' αὐτῇ ταύτην, ἀλλ' ὅτι ἄνευ τοῦ πρὸ αὐτῆς οὐχ ὁρᾷ τὰ αὐτῆς.* De abst. I 29 (107, 4) *ἡμῖν τὸ τυχεῖν τῆς τοῦ ὄντος θεωρίας τὸ τέλος, τῆς τεύξεως τελούσης τὴν κατὰ δύναμιν τὴν ἡμετέραν σύμφυσιν τῷ θεωροῦντι καὶ θεωρουμένῳ· οὐ γὰρ εἰς ἄλλο, ἀλλ' εἰς τὸν ὄντως ἑαυτὸν ἡ ἀναδρομὴ οὐδὲ πρὸς ἄλλο, ἀλλὰ πρὸς τὸν ὄντως αὐτὸν ⟨ἡ⟩ σύμφυσις· αὐτὸς δὲ ὄντως ὁ νοῦς.* Vergl. Plot. I 2, 4 (54, 7 ff.); 4, 11 (75, 21); IV 4, 2 (48, 22 ff.); Iambl. Protr. 21 (112, 12 ff.).

Ebenso wie die Erhebung zum Übersinnlichen erklärt der Verfasser (XI 2) auch die sinnliche Wahrnehmung durch die innere Verwandtschaft des Subjects mit dem Objecte. 'Das Auge sieht', sagt er, 'nicht, indem ein Luftkegel von der Pupille bis zum Himmel ausgespannt wird', wie Chrysipp gelehrt hatte (Doxogr. 406, 4), 'auch nicht, indem Strahlen nach dem Object gesandt und gebrochen werden', wie einige Akademiker behaupteten (Doxogr. 403^b 8), 'auch nicht, indem Bilder von den Objecten in das Auge strömen', wie die Atomisten sagten, 'sondern dadurch, daſs das eine zum Sehen, das andere zum Gesehenwerden geeignet eingerichtet ist' (*οὕτω γὰρ καὶ ὀφθαλμὸς ὁρᾷ, οὐ κώνου μέχρις οὐρανοῦ διαταθέντος ἀπὸ τῆς κόρης οὐδὲ ἀκτίνων περιχύσεως εἰς τὸ ὁρατὸν γωνίας κλάσει ἀπεργασαμένης οὐδ' εἰδώλων ἐκρυέντων ἀπὸ τῶν ὁρωμένων εἰς τὸ ὁρῶν, τῷ δ' ἐπιτηδείως ἡρμόσθαι τὸ μὲν ὁρᾶν, τὸ δ' ὁρᾶσθαι*). Dieselbe Erklärung des Sehens, durch welche das empedokleische Princip *Similia simili-*

[1] Siehe Seite 18 Anmerkung 2.

bus[1] gleichsam in's Mystische übersetzt wird, mit derselben Ablehnung der naturwissenschaftlichen Erklärungsversuche berichtet uns Nemesios (S. 182, 4 Matth.) von Porphyrios: 'Porphyrios sagt in seinem Buche Über die Wahrnehmung, weder ein Luftkegel, noch ein Bild, noch sonst etwas sei die Ursache des Sehens, sondern indem die Seele selber auf das Sichtbare stoſse, erkenne sie sich selbst in dem Sichtbaren, weil die Seele alles Seiende zusammenhalte und alles nichts Anderes sei, als die verschiedene Körper zusammenhaltende Seele' (*Πορφύριος δὲ ἐν τῷ Περὶ αἰσθήσεως οὔτε κῶνον οὔτε εἴδωλον οὔτε ἄλλο τί φησιν αἴτιον εἶναι τοῦ ὁρᾶν, ἀλλὰ τὴν ψυχὴν αὐτὴν ἐντυγχάνουσαν τοῖς ὁρατοῖς ἐπιγινώσκειν ἑαυτὴν οὖσαν τὰ ὁρατὰ τῷ τὴν ψυχὴν συνέχειν πάντα τὰ ὄντα καὶ εἶναι τὰ πάντα ψυχὴν συνέχουσαν σώματα διάφορα*; vergl. Plot. IV 5).

Es erübrigt noch ein Selbstcitat zu betrachten, das einzige, welches sich in unserer Schrift findet. Der Verfasser vergleicht (X 4 ff.) die Entwickelung des Menschen mit dem Bau eines Schiffes: die Natur ist der Baumeister, die Seele der Steuermann — ein bei den Neuplatonikern sehr beliebter Vergleich[2]. Die Natur verläſst nie das von ihr gebaute Fahrzeug, aber sie verbindet sich (*προσχωρεῖ* X 5, vergl. Plot. IV 4, 2 [49, 6]) bald mit diesem, bald mit jenem Steuermann: solange sie nur im Samen ihren Sitz hat, mit der Seele des Vaters, während des Foetallebens mit der Seele der Mutter und erst im Augenblicke der Geburt mit einer neuen eigenen Seele. Diese Verbindung aber ist eigener Art: keines von beiden giebt seine Natur auf und doch sind sie auf's Innigste vereinigt, als wären sie zusammen ein Drittes geworden; hieraus ergiebt sich auch, daſs sie nicht körperlicher Natur sind, wie die Stoiker behaupteten (*τοῦ προσχωρεῖν ⟨δὲ χρὴ⟩ δεόντως ἀκούειν, οὐχ ὅτι συμφθείρεται οὐδ' ὡς τὰ κραθέντα ἀναστοιχειοῦται, ἀλλ' ὅτι τὴν θείαν ἐκείνην κρᾶσιν καὶ παράδοξον καὶ τῶν ζωικῶν ἰδίαν δύναμιν διασῴζεται, καὶ οὕτως ἑνοῦνται τοῖς ἐπιτηδείοις ὡς τῶν κιρναμένων τὰ συμφθειρόμενα, καὶ πάλιν οὕτως τὰς οἰκείας δυνάμεις σῴζουσιν ὡς τὰ ἄκρατα καὶ καθ' ἑαυτὰ διακεκριμένα·*

[1] Vergl. Plotin. I 6, 9 (96, 8) *τὸ γὰρ ὁρῶν πρὸς τὸ ὁρώμενον συγγενὲς καὶ ὅμοιον ποιησάμενον δεῖ ἐπιβάλλειν τῇ θέᾳ. οὐ γὰρ ἂν πώποτε εἶδεν ὀφθαλμὸς ἥλιον ἡλιοειδὴς μὴ γεγενημένος.* I 8, 1 (99, 14). II 4, 10 (158, 6). Iambl. De comm. math. scientia c. 8 (38, 6 Festa) *ἔστι δὲ καὶ τοῦτο ἀξίωμα κοινὸν περὶ πάσης γνωριστικῆς δυνάμεως ὡς τῷ ὁμοίῳ τὰ ὅμοια γιγνώσκεται* (nach Ps.-Archytas ebenda 36, 7).

[2] Siehe Plot. I 1, 3 (41, 15); III 4, 6 (266, 22 ff.) IV 3, 17 (30, 3); 21 (34, 15); Iambl. bei Stob. I 371, 11 ff. und 382, 2 W.

ὃ καὶ τοῦ μὴ σώματα εἶναι μηδὲ διαθέσεις (l. *-σεσι*) *σωμάτων τὰς οὐσίας αὐτῶν ἐνίσχεσθαι γίγνεται κατήγορον*). Indessen über diese Art der Verbindung, fährt der Verfasser fort, bin ich bereit in anderen heiligen Betrachtungen[1] in angemessener Ausführlichkeit zu handeln (*ἀλλὰ περὶ μὲν τῆς ἀσυμφθάρτου δι' ὅλων κράσεως ἕτοιμος ἐν ἄλλοις ἱεροῖς λόγοις τὸ προσῆκον μέτρον ἀποδοῦναι*). Wenn Porphyrios der Verfasser unserer Schrift ist, so können wir in der That eine Stelle angeben, wo er über diesen Gegenstand gehandelt hat. Denn derselbe Nemesios, dem wir schon eine werthvolle Stelle über Porphyrios verdanken, berichtet (S. 139 M.): 'Porphyrios schreibt im zweiten Buch der Vermischten Fragen wörtlich folgendermaſsen: Es ist also daran festzuhalten, daſs eine Substanz zur Vervollständigung einer anderen Substanz angewandt werden und einen Theil einer Substanz bilden kann, indem sie in ihrer Natur verharrt und dabei doch zur Vervollständigung einer anderen Substanz beiträgt, indem sie zugleich mit einem anderen eins wird und doch ihre Einheit bewahrt, und indem sie, was noch mehr ist, ohne sich selbst zu ändern, jenes, in welches sie eintritt, durch ihre Anwesenheit zu ihrer Thätigkeit hinwendet. Er sagt dies über die Vereinigung der Seele und des Körpers' (*ὁ Πορφύριος ἐν τῷ δευτέρῳ λόγῳ τῶν Συμμίκτων ζητημάτων γράφει κατὰ λέξιν οὕτως· οὐκ ἀπογνωστέον οὖν ἐνδέχεσθαί τινα οὐσίαν παραληφθῆναι εἰς συμπλήρωσιν ἑτέρας οὐσίας καὶ εἶναι μέρος οὐσίας μένουσαν κατὰ τὴν ἑαυτῆς φύσιν μετὰ τοῦ συμπληροῦν ἄλλην οὐσίαν, ἕν τε σὺν ἄλλῳ γενομένην καὶ τὸ καθ' ἑαυτὴν ἓν διασῴζουσαν, καὶ τὸ μεῖζον, αὐτὴν μὲν μὴ τρεπομένην, τρέπουσαν δὲ ἐκεῖνα ἐν οἷς ἂν γίγνηται εἰς τὴν ἑαυτῆς ἐνέργειαν τῇ παρουσίᾳ. λέγει δὲ ταῦτα περὶ τῆς ἑνώσεως τῆς ψυχῆς καὶ τοῦ σώματος*)[2].

---

[1] Die *ἀσύμφθαρτος δι' ὅλων κρᾶσις* ermöglicht es, daſs die unsterbliche Seele ihre göttliche und wunderbare Mischung bewahrt (*τὴν θείαν ἐκείνην κρᾶσιν καὶ παράδοξον .. διασῴζεται* X 5). Bedenkt man auſserdem, daſs die Verbindung der verschiedenen Stufen der intelligiblen Welt unter einander, insbesondere auch die Erhebung der Seele zum reinen Denken (vergl. Plot. IV 4, 2 [49, 17–19]) und zur Gottheit auf demselben Gesetz beruht, so wird man es begreiflich finden, wenn die Erörterungen desselben als *ἱεροὶ λόγοι* bezeichnet werden. Vergl. auch Plot. IV 7, 8 (131, 30ff.).

[2] Noch näher kommen der aus *Πῶς ἐμψ.* angeführten Stelle die dem Ammonios Sakkas zugeschriebenen Worte, welche Nemesios (129f. M.), wie v. Arnim a. a. O. beweist, ebenfalls aus Porphyrios' *Σύμμικτα ζητήματα* entnommen hat: *Ἀμμώνιος δὲ ὁ διδάσκαλος Πλωτίνου .. ἔλεγε .. τὰ νοητὰ τοιαύτην ἔχειν φύσιν, ὡς καὶ ἑνοῦσθαι τοῖς δυναμένοις αὐτὰ δέξασθαι, καθάπερ τὰ συνεφθαρμένα, καὶ ἑνούμενα μένειν ἀσύγχυτα καὶ ἀδιάφθορα ὡς τὰ παρακείμενα. ἐπὶ μὲν γὰρ τῶν σωμάτων ἡ ἕνωσις ἀλλοίωσιν τῶν συνιόντων πάντως ἐργάζεται, .. ἐπὶ δὲ τῶν νοητῶν ἕνωσις μὲν γίνεται, ἀλ-*

So sehen wir uns durch die allgemeinen philosophischen Anschauungen unseres Autors und insbesondere durch die Form, in die er sie kleidet, überall auf Porphyrios hingewiesen. Wir wissen aber auch, daſs sich dieser Neuplatoniker mit der in Rede stehenden Specialfrage beschäftigt und genau die in unserer Schrift vertretene Ansicht darüber gehabt hat. Sein Schüler Iamblich sagt es uns in den Resten seines Buches über die Seele, welche uns Iohannes Stobaios erhalten hat (I 49, 41 S. 381, 4 W.): *κατὰ δὲ Πορφύριον ἐν τῇ πρώτῃ ἀπογεννήσει τοῦ τικτομένου πρώτως ἡ κατ' ἐνέργειαν*[1] *ζῳοποιία καὶ παρουσία τῆς ψυχῆς φύεται.* Denn daſs diese etwas unklaren Worte den Augenblick der Geburt bezeichnen sollen, hat Eduard Zeller (III 2^3 657^4) längst erkannt. Übrigens wird es durch diese Stelle in höchstem Maſse unwahrscheinlich, daſs etwa Iamblich oder ein anderer späterer Neuplatoniker der Verfasser unserer Schrift gewesen sein könnte; denn sie würden sich gewiſs für ihre Ansicht auf einen Vorgänger wie Porphyrios berufen haben. Hiernach wird folgende auffallende Übereinstimmung zwischen dem Verfasser unserer Schrift und Iamblich zu beurtheilen sein:

Πρὸς Γαῦρον II 3	Iambl. *Π. ψυχῆς* bei Stob. I 381, 15 W.
ἤκουσα δ' ἤδη τινὸς ἐγὼ διατεινομένου πρὸς ἡμᾶς τὴν προθυμίαν τοῦ ἄρρενος τὴν ἐν ταῖς ὀχείαις καὶ τὸ συμπαθὲς τῆς μήτρας ἁρπάζειν ψυχὴν ἐκ τοῦ περιέχοντος ἀέρος διὰ τῆς ἀναπνοῆς γιγνομένης μετακινήσαντα τὴν φύσιν, ἢ χορηγὸς ἦν τοῦ σπέρματος, σὺν ἰδιότητι	*Ἀλλὰ μὴν ἔν γε τῷ τόπῳ τῆς εἰσόδου τῶν ψυχῶν, καθ' ὃν ἐπιζητοῦμεν πῶς εἰσκρίνεται, μία μέν ἐστι τριπλῆ δόξα ἡ ἕλκουσα ἀπὸ τῶν ἐκτὸς τὴν ψυχὴν ἐν τῇ καλουμένῃ συλλήψει ἢ διὰ προθυμίαν τοῦ γεννῶντος διὰ τῆς ἀναπνοῆς ἢ διὰ προθυμίαν τῆς ὑποδεχομένης μή-*

λοίωσις δὲ οὐ παρακολουθεῖ. — Der Vergleich der Verbindung von Seele und Körper mit der von Sonnenschein und Luft (Nem. S. 134) wird nebst anderen von Nemesios aufgenommenen Gedanken auch in der pseudogalenischen Schrift *De semine* (Chartier III 232 f.) aus Porphyrios citirt. In ähnlicher Weise verwendet ihn die Schrift *Πῶς ἐμψ.* XI 3. Er findet sich übrigens schon bei Plot. IV 3, 22 (35, 1—9); vergl. 4, 29 (79, 4 ff.).

[1] *κατ' ἐνέργειαν*, denn vor der Geburt ist der Foetus *δυνάμει ζῷον*, aber nur *κατὰ τὸ ἐπιτηδείως ἔχειν τὴν ζῳοποιὸν ψυχὴν ἀναδέξασθαι, οὐ μὴν κατὰ τὸ ἤδη δεδεγμένον ἀργεῖν* (I 4). — Die in unserer Schrift (XVII 6) erwähnte Ansicht der (stoischen) Gegner, daſs die verschiedenen Seelenkräfte sämmtlich schon im Samen angelegt seien, aber zu verschiedenen Zeiten zu Tage treten, scheint Iamblich auf den Gedanken gebracht zu haben, daſs man umgekehrt auch jede einzelne besonders (von auſsen) eintreten lassen könne; vergl. Stob. I 381, 6 ff. W.

ἑλκτικῇ ψυχῆς· διὰ δὲ τοῦ ἄρρενος ὡς διὰ σωλῆνος συνεκθοροῦσαν τῷ σπέρματι πάλιν ὑπὸ τῆς ἐν τῇ μήτρᾳ προθυμίας συλλαμβάνεσθαι, ὅταν ἐπιτηδείως ἔχῃ πρὸς κρᾶσιν (l. κράτησιν) αὕτη.

τρας, ὅταν αὕτη ἐπιτηδείως ἔχῃ πρὸς τὴν κράτησιν ἢ διὰ συμπάθειαν ἀμφοῖν, ὅταν κοινῇ συμπνέοντα ἀμφότερα ἑλκτικὴν ἔχῃ τὴν ἰδιότητα συγκινουμένης καὶ τῆς φύσεως· ἡ δὲ κατ' ἀνάγκην (vergl. XI 1. 2!) εἰσδύνειν ποιεῖ τὴν αὐτοκίνητον (ψυχὴν) εἰς τὸ ὀργανικὸν σῶμα.

Die Fülle der übereinstimmenden Wendungen ist hier so grofs, dafs entweder eine gemeinsame Quelle[1] oder aber Benutzung unserer Schrift durch Iamblichos angenommen werden mufs, der gerade in seinem Werke *Περὶ ψυχῆς*, wie die erhaltenen Reste zeigen, seinen Lehrer Porphyrios oft herangezogen hatte (Stob. I 365, 1. 17; 370, 5; 372, 13; 374, 24; 375, 17. 25; 377, 13; 384, 25; 457, 12 ff.; 458, 12. 14; vergl. Wachsmuth zu 369, 9 ff. = 350, 19 ff.). Wenn dabei aus der einen Ansicht, von der die Schrift an Gauros redet, drei säuberlich geschiedene Unteransichten geworden sind, so dürfte dies in der bekannten Vorliebe des Iamblichos für triadischen Schematismus eine völlig ausreichende Erklärung finden.

Aber wir kommen noch einen Schritt weiter. Wir wissen nicht nur, dafs Porphyrios über die in Rede stehende Frage die von der Schrift an Gauros vertretene Ansicht gehabt, sondern auch, dafs er eine besondere Abhandlung darüber verfafst hat. Freilich ist sie gänzlich verschollen; von den Neueren, die über Porphyrios geschrieben haben, erwähnt sie Keiner. Wir verdanken die Kunde von ihr dem Byzantiner Michael Psellos, der in seiner *Διδασκαλία παντοδαπή* auch den bei allen Doxographen so sehr beliebten Fragen, ob auch die Frucht ein thierisches Wesen sei und wie sie sich ernähre (*εἰ καὶ τὸ ἔμβρυον ζῷον καὶ πῶς τρέφεται τοῦτο*), einen Abschnitt gewidmet hat, welcher zuletzt von Ruelle[2] herausgegeben

---

[1] Die Möglichkeit einer gemeinsamen Quelle ist trotz der Art der Einführung (*ἤκουσα δ' ἤδη τινὸς ἐγώ*) und Zurückweisung (*ἀλλὰ τούτους μὲν τοὺς μύθους καὶ τότε γελάσας οἶδα*), welche auf mündliche Überlieferung zu deuten scheinen, doch nicht ganz ausgeschlossen; vergl. J. Bernays, Theophrastos' Schrift über Frömmigkeit (Berlin 1866) S. 145 (zu Porph. De abst. I 42 [117, 16] *ἤδη γάρ τινων ἀκήκοα*) und Iambl. Protr. 17 (84, 10 Pist. *ἤδη γάρ του ἔγωγε καὶ ἤκουσα τῶν σοφῶν* = Plat. Gorg. 493 A).

[2] *Annuaire de l'association pour l'encouragement des études grecques en France* XIII 1879 S. 269. Vorher Cramer, Anecdota Par. I 342. (Im Abschnitt *Πόθεν γίνονται τῶν γονέων αἱ*

worden ist. Er lautet: *Τρισὶν ἐνετύχομεν βιβλίοις περὶ τούτου τοῦ ζητήματος, Ἱπποκράτους Πορφυρίου καὶ Γαληνοῦ, ὧν ὁ μὲν Ἱπποκράτης*[1] *καὶ Γαληνὸς ζῷον αὐτό φασιν εἶναι ἐν τῇ γαστρὶ καὶ κινεῖσθαι ἐν τῇ γαστρὶ ὑπὸ ψυχῆς, τὸ μὲν ἄλογον τῆς ἀλόγου, τὸ δὲ λογικὸν τῆς λογικῆς, τρέφεσθαί τε ἐν τῇ μήτρᾳ διὰ τοῦ στόματος· εἶναι γὰρ ἐν ταύτῃ θηλάς τινας καὶ στόματα δι' ὧν τρέφεται.* Dafs sich der Foetus durch den Mund ernähre, hat nun zwar Galen gewifs nicht gesagt, wohl aber der Verfasser des oben erwähnten Vortrags *Εἰ ζῷον τὸ κατὰ γαστρός* (XIX 166, 7 f. K.), der also schon zu Psellos' Zeiten für galenisch gegolten zu haben scheint; vielleicht beruhen auch die Worte *καὶ κινεῖσθαι ἐν τῇ γαστρὶ ὑπὸ ψυχῆς, τὸ μὲν ἄλογον τῆς ἀλόγου, τὸ δὲ λογικὸν τῆς λογικῆς* auf Pseudo-Galen XIX 166, 4, wo es heifst *εὑρεθήσεται δὲ καὶ τὸ ἐν τῇ μήτρᾳ πάσαις ταῖς οἰκονομίαις χρώμενον, καὶ ταῖς πρὸς τὴν τῆς ψυχῆς κίνησιν* (*κινήσεσι* Kuehn) *καὶ ταῖς πρὸς τὴν τῆς φύσεως αὔξησιν.* Auch was er über Saugwarzen im Uterus sagt, könnte dorther stammen (XIX 166, 9f.); übrigens steht es wörtlich bei den Doxographen[2] und er wird die Ausdrücke aus ihnen herübergenommen haben. Indessen hören wir, was uns Psellos von der dritten Schrift, der des Porphyrios, zu berichten weifs: *Ὁ δέ γε Πορφύριος πολλοῖς λογισμοῖς καὶ ἀποδείξεσι διατείνεται μὴ εἶναι τὸ ἔμβρυον ζῷον μηδὲ ἐμψυχωμένον* (vergl. Hatzidakis Neugr. Gr. S. 74 f.), *ἀλλὰ δίκην φυτοῦ καταπεφυτεῦσθαι καὶ κινεῖσθαι οὐχ ὑπὸ ψυχῆς ἀλλ' ὑπὸ φύσεως, ὥσπερ δὴ καὶ τὰ δένδρα καὶ τὰ φυτὰ κινεῖσθαι εἴωθε, τρέφεσθαί τε οὐ διὰ στόματος, ἀλλὰ διὰ τοῦ χορίου καὶ τοῦ ὀμφαλοῦ· ὅθεν τοῦτον ἀποδεσμοῦσιν αἱ*

ὁμοιώσεις steht im Paris. gr. 854 f. 163^{v} nicht *παρὰ*, sondern richtig *πρὸς τὸ θῆλυ*; der Zusatz *ἐπ' ἔλαττον* am Schlusse von *Πῶς αἱ συλλήψεις γίνονται* [Cramer S. 340] ist nicht nur unnöthig, sondern auch grundfalsch.) Psellos hat die Neuplatoniker eifrig gelesen. Er erwähnt Plotin (Migne Patr. Gr. CXXII 1031 D. 1037 C. 1060 D. 1065 C. 1126 D. 1153 B), Porphyrios (1153 B. 1155 A, wo für *ἀναβαίνοντα* natürlich *Ἀνεβῶ* zu lesen ist. 1088 C. 1108 B), Iamblichos und Proklos (1153 B. 1088 C. 1146 C). Vergl. Kroll De oraculis Chaldaicis (Vrat. 1894) S. 2 ff.

[1] *Περὶ φύσ. παιδίου* 21 (VII 510 L.) *ὅταν δὲ δὴ τὰ ἄκρα τοῦ σώματος τοῦ παιδίου ὀζωθῇ ἔξω καὶ οἱ ὄνυχες καὶ αἱ τρίχες ἐρριζώθησαν, τότε δὴ καὶ κινέεται*; vergl. *Περὶ σαρκῶν* 6 (VIII 592 L.) *τὸ δὲ παιδίον ἐν τῇ γαστρὶ συνέχον τὰ χείλεα μύζει ἐκ τῶν μητρέων τῆς μητρὸς καὶ ἕλκει τήν τε τροφὴν καὶ τὸ πνεῦμα τῇ καρδίῃ εἴσω.*

[2] 426, 17 *Δημόκριτος Ἐπίκουρος τὸ ἔμβρυον ἐν τῇ μήτρᾳ διὰ τοῦ στόματος τρέφεσθαι· ὅθεν εὐθέως γεννηθὲν ἐπὶ τὸν μαστὸν φέρεσθαι τῷ στόματι* (vergl. Hipp. *Π. σαρκ.* 6 [VIII 594, 3 f. L.]). *εἶναι γὰρ καὶ ἐν τῇ μήτρᾳ θηλάς τινας καὶ στόματα, δι' ὧν τρέφεσθαι.* Man mufs mit der Möglichkeit rechnen, dafs Lemmata ausgefallen oder verschoben sind; was 426, 28 ff. über Alkmaion gesagt wird, steht in directem Widerspruch mit Oribas. III 156 *Ἀλκμαίων οἴεται ὅτι ἐν ταῖς μήτραις ὂν τὸ παιδίον ἤσθιεν στόματι*; vergl. Diels Dox. 190[1, 2] und zu 427, 5. 6.

μαῖαι, ἵνα διὰ τοῦ στόματος τὸ γεννηθὲν τρέφηται. Die Bemerkung über das Abbinden des Nabels könnte in dem verlorenen Schlufs der Schrift gestanden haben; aber da Psellos hier in die directe Rede übergeht, so ist es viel wahrscheinlicher, dafs er sie selbst hinzugefügt hat, vielleicht veranlafst durch den ihm vorliegenden Doxographen; vergl. 426, 23 *οἱ Στωικοὶ (τὸ ἔμβρυον τρέφεσθαι) διὰ τοῦ χορίου καὶ τοῦ ὀμφαλοῦ· ὅθεν τοῦτον εὐθέως ἀποδεῖν τὰς μαιουμένας καὶ ἀνευρύνειν τὸ στόμα, ἵνα ἑτέρα γένηται ἡ μελέτη τῆς τροφῆς* und 644, 1ff. Im Übrigen haben wir in diesen Mittheilungen des Psellos eine kurze, aber zutreffende Inhaltsangabe des ihn hier angehenden Theils der Schrift an Gauros, und damit, wenn nicht Alles trügt, den Schlufsstein des Beweises, dafs Porphyrios ihr Verfasser ist und kein Anderer[1].

Zu diesem Ergebnifs unserer Untersuchung pafst es gut, dafs der christliche, aber mit dem Neuplatonismus wohl vertraute Verfasser des Dialogs Hermippos über Astrologie (herausgegeben von Bloch, Hauniae 1830) im 17. Capitel des 2. Buches unverkennbar gegen unsere Schrift polemisirt. Man vergleiche[2]:

Πῶς ἐμψ. τὰ ἔμβρυα.	Hermippus De astrologia II 17 p. 54.
	Ἕπεται δ' εὐθὺς λέγειν περὶ γενέσεως, ἐπειδήπερ ἀπορίαν ἔσχον οἱ παλαιοί, πότερον τὴν σύλληψιν ἀρχὴν χρὴ τίθεσθαι ἢ τὴν εἰς φῶς τοῦ τεχθέντος πρόοδον.
II 1 *εἰ μὲν οὖν μήτε ζῴου ἐνεργείᾳ δειχθείη τὸ ἔμβρυον .. μήτε δυνάμει .. εὔκολος τῷ Πλάτωνι ἡ τῆς εἰσκρί-*	*εἰ μὲν γὰρ ἔξωθέν τις φαίη ψυχοῦσθαι, ταύτην ἂν μᾶλλον οἰκείαν ἀρχὴν εἰκότως ὑπόθειτο· εἰ δ' ἔν-*

[1] Ist Porphyrios der Verfasser, so kann für die Ersetzung seines Namens durch den des Galen aufser der gemeinsamen Überlieferung auch ein palaeographischer Grund angeführt werden, wenn man nämlich annimmt, dafs die Schrift nicht unter dem Namen Porphyrios, sondern, wie z. B. auch das »Leben des Pythagoras«, unter dem ursprünglichen Namen Malchos ging (vergl. Vita Plot. c. 17). In dem Titel der mit Galen's Schriften überlieferten Abhandlung konnte ein schlecht geschriebenes oder halbzerstörtes ΜΑΛΧΟΥ leicht in ΓΑΛΗΝΟΥ verlesen werden. — Mit Porphyrios' Ansicht vergl. Plot. IV 3, 7 (17, 30) *καὶ ἐπὶ τῶν μητέρων φαμὲν ἑτέραν εἶναι οὐ τὴν τῆς μητρὸς (ψυχὴν) τὴν ἐπεισιοῦσαν.*

[2] Die im Folgenden theils ausdrücklich angeführten, theils stillschweigend aufgenommenen Lesarten von V (= cod. Vat. gr. 175 s. XIV) verdanke ich der Freundlichkeit der HH. DrDr. Viereck und Kroll, welche eine neue Ausgabe des Hermippos vorbereiten.

σεως ἀνάγκη καὶ ⟨ὁ⟩ ὅρος ὁ ταύτης γίγνεται . . (2) *εἰ δὲ δυνάμει ζῷον* . . *δύσκολον μὲν τὸν καιρὸν ἀφορίσαι τῆς εἰσκρίσεως* . . (4) *ἀγὼν δ' οὐχ ἧττων ἔσται αὐτοῖς πειρωμένοις δεικνύναι ὡς ἔξωθεν ἡ ἐμψύχωσις.*

I 1 *φυτικῶς ζῆν αὐτὰ μόνον* . . . *ζῷα δ' ἡγεῖσθαι διὰ τὸ μέλλειν ἐκ γαστρὸς προελθόντα ζωοῦσθαι* . . .

I 1 *τῆς μὲν ἰδιότητος τοῦ ζῴου ἐν αἰσθήσει καὶ ὁρμῇ συνισταμένης.*

Vergl. III 1 *μὴ θαυμάζειν εἰ τῆς γαστρὸς προελθὸν ζωοῦται, καθάπερ οὐ θαυμάζομεν πῶς πρὶν ἐκ τοῦ πατρὸς ἀποκριθῆναι τὸ σπέρμα μένον ἐν ἑαυτῷ ἀνενέργητόν ἐστιν ὧν πέφυκε δημιουργεῖν τῆς μήτρας ἐπιτυχὸν μετὰ τὴν ἔκκρισιν.*

IX 2 *ἀλλὰ τί φησιν* (*ὁ Πλάτων*); *'ἀόρατα ὑπὸ σμικρότητος καὶ ἄπλαστα* (Pl. *ἀδιάπλαστα*) *ζῷα κατασπείραντες'· τὸ δὲ ἄπλαστον οὐδέπω ζῷον.*

XII 2 *ἐγὼ* . . *καὶ τὸν Πλάτωνα τοῦ λόγου ἐπαγόμενος μάρτυρα καὶ σὺν δοθεν πάλιν, ἔχει καὶ τοῦτ' ἀπορίας, πότε δεῖ τοῦτο νομίζειν γίνεσθαι· οὐ γὰρ δὴ παντάπασιν ὡρισμένος ὁ καιρὸς οὗτος φαίνεται. δόξαι μὲν οὖν ἐκ παίδων διάφοροι κατέσχον ἡμᾶς, λέγει δ' ὁ μέν τις μὴ ζῷα εἶναι τὰ ἔμβρυα διὰ τὸ φυτικῶς* (*φυσικῶς* V) *αὐτὰ μόνον ζῆν, ὁ δέ τις ζῷα διὰ τὸ μέλλειν ἔξω προελθόντα ζωοῦσθαι. ἐγὼ δέ, ὅτι μὲν τὸ τῶν ζῴων ἴδιον καθ' ὁρμήν τε καὶ αἴσθησιν καὶ φαντασίαν ἐστί, μάλιστα πάντων πέπεισμαι· ὅτι δὲ οὔπω πρὸς ταῦτα ἧκε τὰ ἔμβρυα, διὰ τοῦτο μηδὲ ζῷα ἀξιοῦν εἶναι τῶν ἀτόπων ἡγοῦμαι· εἰ γὰρ οἷον ἐμφωλεύουσα τῆς ψυχῆς ἡ δύναμις ἀναγκαίως ἔτι πρὸς βραχὺ κρύπτεται, ἀλλὰ μετὰ μικρὸν ἀνακύψει καὶ τὸ ἑαυτῆς τέλειον χορηγήσει. καίτοι φαίην ἄν, ὡς καὶ τὸ ἀτρεμεῖν*
τότε βουλομένης ἦν τῆς ψυ|χῆς καὶ 55
τοῦτο ταῖς ὑπ' αὐτὴν (so V) *ἐπιταττούσης δυνάμεσιν. ἀλλά, φασίν, ὥσπερ παρὰ τῷ πατρὶ μένον ἔτι τὸ σπέρμα ζῷόν τις οὐκ ἠξίου καλεῖν, οὕτως οὐδ' ἐν τῇ μήτρᾳ γενόμενον τοιοῦτον ἔσται, εἰ μὴ ἐνεργείᾳ τοιοῦτον γένοιτο. καὶ τὸ τοῦ Πλάτωνος ἐνταῦθα ἐναργὲς εἰς ἀπόδειξιν, ἀόρατα ὑπὸ σμικρότητος καὶ ἄπλαστα* (Pl. *ἀδιάπλαστα*) *ζῷα καλοῦντος τὰ ἔμβρυα· τὸ γὰρ ἄπλαστον οὐδέπω ζῷον, φασί· καὶ Ἀριστοτέλης δὲ ὀψὲ φάσκων τοῖς ἀνθρώποις τὸν νοῦν παραγίνεσθαι καὶ οὐδὲ πᾶσιν ἁπλῶς, σπάνιον δὲ*

τούτῳ γε Ἀριστοτέλην, ὡς ὀψὲ νοῦς ἀνθρώποις παραγίγνεται καὶ οὐδὲ πᾶσιν οὕτως· σπάνιος δὲ ὅτῳ ἐπιτηδεία ψυχὴ πρὸς νοῦ γίγνεται συνουσίαν.

X 4 ὁ δὴ πᾶς χρόνος ἐν τῇ γαστρὶ .. ἐοικὼς νεὼς κατασκευῇ, εἰς ἣν αὐτίκα δὴ μάλα ὅταν ἐκτελέσας αὐτὴν ὁ ναυπηγὸς εἰς τὴν θάλασσαν καθελκύσῃ ὁ κυβερνήτης εἰσοικίζεται.

XVI 4 τί οὖν ταράσσομεν τὰ πράγματα ἀ(πορ)ίᾳ τοῦ πό(θεν κα)ὶ ἀπιστίᾳ τοῦ ὅτι ἔξωθεν ἥκει ἡ αὐτοκίνητος ψυχή —;

XI 3 οὐδ' ὥσπερ ὄρνεον διὰ θυρίδος εἰς οἰκίαν, οὕτως ἵπταται διὰ στόματος ἢ ῥινῶν ἡ ψυχὴ διὰ τοῦ ἀέρος πετομένη.

Vergl. II 4 τὰς κατὰ τὴν ψυχὴν ὁμοιότητας κατηγορεῖν τὸ πόθεν ἐλήφθη αὕτη und f. 23ᵛ 7 ff.

f. 23ᵛ 21 ὑφαντής? Der folgende Gedanke stand vielleicht in dem zerstörten Schlusse der Schrift.

XVII 5 (ὥσπερ οὖν οὐκ ἄτοπ)ος ὁ τῆς θρυαλλίδος τὴν ἐκ πυρὸς

εἶναι εἴ τις ἐπιτηδεία ψυχὴ πρὸς τὴν αὐτοῦ συνουσίαν γίνεται, τοῖς λεγομένοις ὁμολογεῖν ἔοικεν. ὅλως τε κυβερνήτῃ τοῦτον εἰκάζουσι μετὰ τὴν τῆς νεὼς τελέαν δημιουργίαν τοῖς πηδαλίοις ἐφισταμένῳ καὶ τὸ διθύνειν ἀναλαμβάνοντι.

τὰ μὲν οὖν λεγόμενα ταῦτά τε καὶ τοιαῦτα πολὺ τὸ εὐπρόσωπον ἔχοντα, ἐγὼ δὲ ἥδιστ' ἂν ἐροίμην αὐτούς, πῶς ἢ πόθεν ἤκουσαν εἰς τὸ σῶμα τὴν ψυχὴν ὡς ἀπὸ μηχανῆς θεὸν ἐπεισάγουσιν. εἰ μὲν γὰρ διιπταμένην καὶ περιφερομένην διὰ τοῦ ἀέρος στρουθίου δίκην ζητεῖν φασιν εἰς σῶμά τι διὰ στόματος καὶ ῥινῶν εἰσελθεῖν, μυρίου ὄχλου ψυχῶν πλαζομένων ἄλλως τὸν ἀέρα ἐμπλήσουσι καὶ τοῖς τὰς μετεμψυχώσεις φρονοῦσιν ἀφορμὴν ἀρίστην τοῦτο παρέξουσιν. εἰ δὲ τὰ ἤθη τῶν φυσάντων τὰ γενόμενα ἀναμάττεται καὶ εἰς ἡλικίαν ἥκοντα ἔτι μᾶλλον ἐναργέστερον δείκνυσι, δῆλον δήπου, ὡς καὶ αἱ τῆς ψυχῆς δυνάμεις τῷ σώματι συνυφαίνονται. φαίη τις ἂν ἴσως οὐκ ἀπεικότως γίνεσθαι τοῦτο κἂν ἔξωθεν εἰσεκρίθη· ταῖς γὰρ τοῦ σώματος κράσεσιν αὐτῆς τὰς δυνάμεις ἕπεσθαι. πότερον οὖν ἄμεινον τῷ σώματι συνυφαινομένην τοῦτο λέγειν ὑφίστασθαι ἢ ἔξωθεν ἤκουσαν; οὕτω γὰρ οὐ μᾶλλον ἄρχειν ἢ δουλεύειν ταύτην κατιοῦσαν ὁμολογήσομεν. πάντων | δὲ ἀτοπώτατον, 56
εἰ τὴν μὲν ἐκ πυρὸς τῆς θρυαλ-

ἔξαψιν ἔξωθεν φάσκων γεγονέναι (ἐπειδὴ ἐκ τῆς τῶν λί)θων σ(υγ)κρούσεως ἔξωθεν ἦν, οὕτως καὶ ὁ τὰ ἐκ τῶν σπερμάτων γιγνόμενα ἐμ(ψύχων ὄντων τῶν π)ροϊέντων τὰ σπέρματα βίαιος ἔξωθεν ἡμᾶς ἀναπείθων προσέρ(χεσθαι τὴν ἐμ)ψυχίαν (vergl. die Anm. zu der Stelle).

f. 23ᵛ 26 .... δὲ πυρὸς ἐν δαλῷ φωλεύοντος πιστεύειν .... τὴν φλόγα; 24 Χρυσίππου τὴν τοῦ ἀέρος προσβολὴν φαμένου . .

XVII 7 ἀεὶ δὲ τὸ ἐπιτήδειον πρὸς τοὺς καιροὺς (πρότερον τῶν ἄλλων ἀναγκ)αῖο(ν) δ(ιακεκρ)ίσθαι· διὸ χρείας πω μὴ οὔσης ἐν τῇ κυή(σει ὁρμῆς καὶ φαντασίας ἡσυχάζειν ἐν τῷ) ὅλῳ ὄγκῳ τοὺς λόγους τῶν δυνάμεων.

XVII 6 ἴδιον δὲ τῶν σπερμάτων τὸ (ἀεὶ ὁδῷ τινι) καὶ τάξει προβαίνειν καὶ τὸ τόδε μετὰ τόδε προάγειν .... καὶ τὸ (θρεπτικ)ῶς μὲν καὶ αὐξητικῶς κινεῖσθαι ἀπὸ σπερμάτων οἰ(κείως γίγνεται, ἕως ἂν ἐν) γαστρὶ ᾖ, (αἰσθητικῶς) δὲ ὅταν προκύψῃ καὶ πάλιν λογικῶς, ὅταν (προ)έ(λ)θῃ (κατὰ τὴν ἡλικίαν καὶ ὕστ)ερ(ον) ν(ο)ητικ(ῶς, κ)αὶ οὐδενὸς ἔξωθεν ψυχικοῦ ἐπεισ(κριθέντος).

λίδος ἔξαψιν ἔξωθεν γενέσθαι οὐκ ἂν φαίημεν, ἐπειδὴ ἔξωθεν ἐκ τῆς τῶν λίθων συγκρούσεως τὴν ἔναυσιν ἔσχηκεν, ἐμψύχων δὲ ὄντων τῶν προϊέντων τὰ σπέρματα τὰ γινόμενα ἐξ αὐτῶν ἔξωθεν τὴν ἐμψύχωσιν ἔχειν δεξαίμεθ' ἄν. ὅλως τε οὐδ' ἰδεῖν μοι δοκοῦσι πῦρ ἐν δαλῷ φωλεῦον καὶ μένον τὴν τοῦ ἔξωθεν ἀέρος προσβολὴν ἀναρριπίσουσαν καὶ ἀνεγεροῦσαν τὴν φλόγα (so V). ἀεὶ δὲ τὸ ἐπιτήδειον πρὸς τοὺς καιροὺς διακρίνεται πρότερον· διὸ χρείας πω μὴ οὔσης ἐν τῇ κυήσει ὁρμῆς καὶ φαντασίας, ἡσυχάζουσιν ἐν τῷ ὅλῳ ὄγκῳ οἱ τῶν δυνάμεων λόγοι. καὶ οὐδὲ πάντα ἅμα συμπεριλαβεῖν οἷόν τε ἦν, ὅπου γε οὐδὲ τὸ σῶμα τέλειον εὐθὺς εἴργασται, δεῖται δέ τινων καὶ μετὰ τὴν κύησιν, καὶ ἀναπληροῖ ταῦτα ἡ φύσις ὕστερον. οὑτωσὶ δὲ καὶ αἱ τῆς ψυχῆς δυνάμεις ὁδῷ τινι καὶ τάξει προβαίνουσαι ἐν καιροῖς τὰς οἰκείας ἐνεργείας ἐμφαίνουσι. κινεῖται δὲ τὸ ζῷον πρῶτον μὲν θρεπτικῶς καὶ αὐξητικῶς οἰκείως τῷ σπέρματι, αἰσθητικῶς δὲ προκύψαν, καὶ μετὰ μικρὸν λογικῶς· πάντα δὲ ἔχει δυνάμει ἐκ τῆς σπερματικῆς γονῆς καὶ οὐδενὸς εἰσκριθέντος ἔξωθεν.

ἀλλ' ἀποροῦσι πῶς οὐχ ἅμα πάντα ἐν αὐτῷ φαίνεται. ἀλλὰ πρῶτον μὲν εἰ οὕτως εἶχεν (so V), ἕκαστον ἄτακτόν τε καὶ ἀδιάκριτον ἦν, ἔπειτα

XVII 6 (καθά)περ (ἐν τῇ τῶν καρ)πῶν β(λαστήσει) πάντα ὁμοῦ συγκέχυται, καὶ εἴ (τινες λόγ)οι (ἄλλῳ καιρῷ διακρίνο)νται, ὡς ἐν τῷ πυρῷ οἱ λόγοι τῆς καλάμης καὶ τοῦ φύλ(λου καὶ τῆς ῥίζης ἥνωνται....)

XVII 3 ἀπορήσειε γὰρ ἄν τις εἰκότως πῶς οὐ καθάπερ ἀ(πὸ πυροῦ πυρὸς καὶ ἐξ ἵππου ἵππος, οὑτωσὶ) δὲ καὶ ἐξ ἀνθρώπου ἄνθρωπος, ἀλλ' ἐξ ἀνθρώπου ὄργανον (ἀνθρώπου γίγνεται).

XVII 6 (οὐ μὴν ἀλλὰ ζῷον γε)ννᾷ (ὁ ἄνθρωπος οὐ) σῶμα μόνον, ἀλλὰ καὶ ψυχὴν ἔχον, εἴτ' οὖν λόγους (ἐθέλει τις αὐτὴν καλεῖν ε)ἴτε δυνά(μεις εἴ)τε μέρος εἴτε γένεσιν.

XI 3 ἐξαίφνης δὲ καὶ ἡ παρουσία καὶ ἡ διάλυσις ... καὶ δι' ὅλου ἅμ(α) τοῦ ὑπ(οκ)ειμένου ἡ ἐμψύχωσις.

XIV 4 οὐχ ὡς χειρὶ ἢ δεσμῷ ἢ ὡς ζωγρίῳ κ⟨ρατ⟩εῖται ἡ ψυχή· οὐδὲ γὰρ ὅλως ἡ ταύτης κράτησις σωματική, ἀλλὰ μόνον κατὰ τὴν ἐπιτηδειότητα, ὡς οὐδὲ πῦρ κρατεῖται δεσμῷ ἢ χειρί, ἀλλὰ μόνον κατὰ τὴν τῆς ὕλης ἐπιτηδειότητα.

XI 1 ὃ δὴ καὶ ὁ τῶν Ἑβραίων θεολόγος σημαίνειν ἔοικεν, ὅταν πεπλασμένου τοῦ ἀνθρωπίνου σώματος (καὶ) ἀπειληφότος πᾶσαν τὴν σωματικὴν δημιουργίαν ἐμφυσῆσαι τὸν θεὸν αὐτῷ εἰς ψυχὴν ζῶσαν λέγῃ τὸ πνεῦμα.

ὡς ἐπὶ πλεῖστον τῷ ἑτέρῳ τὸ ἕτερον ἀντιπίπτει. καὶ ἐν τῇ τῶν καρπῶν δὲ βλαστήσει πάντα ὁμοῦ συγκέχυται, οἵ τε λόγοι καὶ αἱ δυνάμεις, καὶ αὖ ἐν τῷ πυρῷ οἱ λόγοι τῆς καλάμης τοῦ φλοιοῦ (l. φύλλου) καὶ τῆς ῥίζης ἥνωνται. παραπλήσιον δὲ καὶ ἐπὶ τῶν ζῴων ἐν ἀτελέσιν ἤδη καὶ ἀδιακρίτοις ἀπταίστους καὶ ἀσφαλεῖς ἡ φύσις τηρεῖ τοὺς οἰκείους θεσμούς. εἶτα πυρὸς μὲν πυρὸν καὶ ἵππος ἵππον, προσθήσω δὲ ὅτι καὶ ὄρνις ὄρνιν ἀποτεκεῖν οἷός τ' (so V) ἐστίν, ἄνθρωπος δ' οὐκ ἄνθρωπον γεννᾷ, ἀλλ' ἀνθρώπειον σῶμα; καὶ μὴν ψυχὴν ὁ | τεκὼν (so V) εἶχεν, 57
δεῖ δὲ (δὴ Kroll) καὶ τὸ γενόμενον ἐξ αὐτοῦ ψυχὴν ἔχειν, ἣν εἴτε λόγους εἴτε δύναμιν ἐθέλει τις καλεῖν, οὐ διοίσομαι. ἡ δὲ παρουσία αὐτῆς ἄχρονος καὶ διόλου ἅμα τὸ ὑποκείμενον ἐμψυχοῦσα· ὥσπερ καὶ τὴν κάθειρξιν οὐχ ὡς ὑπὸ χειρὸς ἢ δεσμοῦ γινομένην προσήκει καλεῖν, ἀλλὰ κατὰ μόνην τὴν τοῦ ὑποδεχομένου αὐτὴν ἐπιτηδειότητα, ὡς καὶ τὸ πῦρ κατὰ τὴν τῆς ὕλης ὁρῶμεν κρατούμενον. ἀλλὰ περὶ μὲν τούτων ἱκανῶς ἡμῖν εἴρηται.

εἰ δέ τις τὸ Μωσαϊκὸν ἡμῖν ἐπιφέροι, τὸ σῶμα μὲν πρότερον λέγων πεπλάσθαι, εἶτα τὸ πνεῦμα ὕστερον εἰς ψυχὴν ζῶσαν τὸν δημιουργὸν ἐμφυσῆσαι, πρῶτον μὲν εἴποιμεν ὡς οὐκ ἦν εἰκὸς ἄλλως γενέσθαι· οὐδὲ γὰρ κατὰ χώραν μενούσῃ τῇ ψυχῇ ἔξωθεν προσπλάττειν τὸ σῶμα καὶ προσαναχωννύειν ἐχρῆν. ἔπειτα, εἰ τῶν σωματικῶν ὄγκων καὶ πόρων τὰς οἰκείας κατασκευὰς τελείας ἀπειληφότων οὕτως ἐχρῆν ἐπεισελθεῖν τὴν ψυχήν, οὐχ ὁρῶ πῶς ἄλλως γεγονέναι ἐχρῆν τὴν ἀρχὴν ἢ πῶς οὐ τοῦθ' ὅπερ λέγομεν τούτοις τοῖς λόγοις ἐοίκασι βεβαιοῦν. εἰ γὰρ πεπλασμένου τοῦ σώματος καὶ πᾶσαν τὴν οἰκείαν ἐνέργειαν ἀπειληφότος ἡ ψυχὴ ὁθενδήποτε ληφθεῖσα εἰσέδυ, τί μὴ κἂν τοῖς ἐμβρύοις γίνεσθαι τοῦτό φαμεν, ὅτι καὶ τούτων ἐν τῇ ὑστέρᾳ τελέως ἤδη κατεσκευασμένων τὸ σῶμα αὐτίκα ἡ ψυχὴ ἐπιλάμπει καὶ τὰς οἰκείας δυνάμεις ἀνακαλύπτειν πειρᾶται; καὶ οὐ δήπου ἄλλως βουλόμενος ἀπόλογον κατατείνειν Ἀλκίνου, ἀπέτεινα ἐς τοσοῦτον τὸν λόγον· πολλὰ δὲ καὶ ἄτοπα τῆς δόξης ταύτης ἐξέχεται, καὶ εἰ μὴ τελέως τις (τελέωσις V, verbessert von Kroll und Wendland) τὴν ἀρχὴν ἀναιρήσει (so V), ἀσθενής τις εἰς τὰ ἀπὸ ταύτης φαίνεται.

Über die nachfolgende Ausgabe ist noch Folgendes zu bemerken. Die Hs. enthält in grosser Zahl beide Arten von Abkürzungen: solche tachygraphischen Ursprungs mit fester Bedeutung, und gemeinschriftliche, deren Sinn aus dem Zusammenhang entnommen werden muss. Sie schreibt *κεραυνῦντες, λύπαι, τῦποσ* und *τύποι, ἐκπίπτον, ἐξανάγκησ, διατοῦτο, οὐδόλωσ*; *ι* mutum wird neben den Vocal gesetzt, aber meist etwas tiefer, oft fehlt es (so stets in *ζῷον* und *σώζω*; *χρώζοντα, χρήζει*); *γίνεται* XVII 4, *γίνεσθαι* X 2, *ἀναγινώσκηι* I 2, sonst immer *γιγν-*; *ν ἐφελκ.* nur vor folgendem Vocal. Beibehalten habe ich den Wechsel von *δὲ* und *δ'* u. s. w.,

-ττ- und -σσ-, συν- und ξυν-, von denen sich das letztere in den Platonstellen und den an sie angeschlossenen Erörterungen findet. Die ziemlich zahlreichen Correcturen, welche, soweit nicht ausdrücklich das Gegentheil bemerkt ist, alle von erster Hand herrühren können, sind mit grosser Vorsicht aufzunehmen; zum Theil sind es offenbar aus Unverstand entsprungene Verschlechterungen. Zuweilen scheinen beigeschriebene Verbesserungen (XV 3, XVI 2, vielleicht auch IV 8) und Glossen (XIII 6) in den Text hineingerathen zu sein. Durch Eintheilung in Capitel und Paragraphen habe ich die Gliederung des Gedankengangs anzudeuten versucht; die Handschrift zeigt keine Abschnitte. In den Anmerkungen zu den Platonstellen bezeichnet z. B. 'auch γὰρ οὖν Pl.', dass sich diese Lesart in einem Theil der Platonhandschriften, in einem anderen die im Text stehende findet.

Ich kann diese Einleitung nicht schliefsen, ohne meinem hochverehrten Lehrer Hrn. Prof. Diels für sein förderndes Interesse an dieser Arbeit meinen lebhaftesten Dank auszusprechen. Auch Hrn. Privatdocenten Dr. Kroll in in Breslau sage ich für seine Bemerkungen zu den Correcturbogen verbindlichsten Dank.

Nachtrag zu S. 3.

Bei erneuter Untersuchung der inzwischen nach Berlin übersandten Hs. gelang es mir, festzustellen, dafs f. 6 und 7, 13 und 16, 14 und 15, 22 und 23 zusammenhängen; hieraus ergiebt sich mit Sicherheit folgende Anordnung:

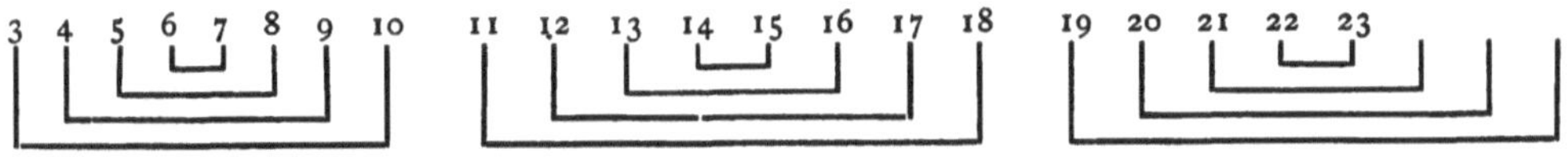

Es sind also zwei Quaternionen und etwas über die Hälfte eines dritten erhalten; vor f. 11 gingen demnach, wenn die Anordnung in Quaternionen durchgeführt war, $17 \times 8 = 136$, oder, da der Custos auf f. 11 auch $\overline{ιγ}$ gelesen werden kann, wenigstens $12 \times 8 = 96$ Blätter voraus. Die Lesung $\overline{ιη}$ zieht auch Diels vor.

Erklärung der Zeichen.

P die Pariser Handschrift Suppl. grec 635 (XIII. Jahrhundert)
M Mynas' Abschrift derselben (Suppl. grec 727 f. 21–46)
K der Herausgeber

( ) zerstört — in P
⟨ ⟩ ausgelassen — in P
[ ] zu tilgen — in P

f. 12r 27 [Γαληνοῦ] πρὸς Γαῦρον περὶ τοῦ πῶς ἐμψυχοῦται τὰ ἔμβρυα.

Τὸ περὶ τῆς εἰς τὰ σώματα τῶν ψυχῶν εἰσκρίσεως ζῳογονίας ἕνεκα I
δόγμα πολλῆς ἀπορίας οὐχ ἡμᾶς, ὦ Γαῦρε, μόνους, ἀλλὰ καὶ τοὺς προ-
ηγουμένως εἰς τὴν ζήτησιν αὐτοῦ καθέντας ἐμπέπλη(κ)ε, κοινῶς μὲν τῶν
f. 12v φυσικῶν καὶ σχεδὸν τῶν | ἰατρ(ῶν) πάντ(ων) ἀπορησάντ(ων), πότερον χρὴ ζῷα
ἡγεῖσθαι τὰ ἔμβρυα ἢ φυτικῶς ζῆν αὐτὰ μόνον, τῆς μὲν ἰδιότητος τοῦ ζῴου
ἐν αἰσθήσει καὶ ὁρμῇ συνισταμένης, τῆς δὲ τῶν φυτῶν ἐν θρεπτικῇ τε καὶ
αὐξητικῇ χωρὶς αἰσθήσεώς τε καὶ ὁρμῆς θεωρουμένης· ὅθεν τῶν ἐμβρύων
φαντασίας μὲν χωρὶς καὶ ὁρμῆς διεξαγόντων, αὐξητικῶς δὲ καὶ θρεπτικῶς
μόνον διοικουμένων — μαρτυρεῖ γὰρ ἄμφω τὰ γιγνόμενα — φυτὰ μὲν ἢ
φυτοῖς ὅμοια συγχωρεῖν, ζῷα δ' ἡγεῖσθαι διὰ τὸ μέλλειν ἐκ γαστρὸς προελ-
θόντα ζωοῦσθαι μὴ προπετὲς ᾖ καὶ ἀνδρῶν ἀβασανίστως μεμελετηκό(των)
ταῖς τῶν πολλῶν δόξαις συνήκειν· ἰδίᾳ δ' αὖ πάλιν τῶν καὶ ζωικῆς ψυχῆς 2
αὐτὰ μετέχειν ὑπειληφότων ἀμφισβητησάντων, πότερον καὶ ἐνεργείᾳ ζῷα
χρὴ λογίζεσθαι τὰ ἔμβρυα ἢ δυνάμει μόνον, οὐκ ἐνεργείᾳ — ἦν δὲ τὸ μὲν δυνάμει,
ὃ μήπω δεδεγμένον τὴν δύναμιν οἷόν τ' ἦν ταύτην ἀνα(δ)έξασθαι, ὡς ὁ παῖς τὴν
γραμματικήν, τὸ δὲ δεξάμενον, ὅταν μὴ ἐνεργῇ κατὰ ταύτην, ὡς ὁ παῖς ὅταν
γραμματικὸς γενόμενος πρὸς ἄλλοις ὢν ἢ καθεύδων μήτε γράφῃ μήτ' ἀναγι-
γνώσκῃ — τῶν δυνάμει ζῷα λεγόντων τὰ ἔμβρυα οὐ κατὰ τὸ ἐπιτηδείως ἔχειν
ψυχοῦσθαι κατηγορούντων αὐτῶν τὸ δυνάμει, κατὰ δὲ τὸ δεδεγμένον τὴν
ψυχὴν καὶ ἡσυχάζον ἐξηγουμένων τοῦτο, ὡς ἂν τοῦ κατ' ἐπιτηδειότητα δυ-
νάμει καὶ πρὸς τῶν μήπω ζωικῆς ψυχῆς αὐτὰ μετέχειν ἡγουμένων συγχωρου-
μένου. ἆρ' οὖν καθάπερ ἐν τῷ κάρῳ ἐνίσχονται τῆς αἰσθητικῆς τε καὶ ὁρμη- 3
τικῆς αἱ ἐνέργειαι καίπερ τῆς ψυχῆς παρούσης, ὡς δηλοῖ τοῦ πάθους ἡ λύσις,
ἢ καθάπερ ἐπὶ τῶν φωλευόντων κατὰ τὸν καιρὸν τῆς φωλείας ἡ μὲν φυτικὴ
μένει ἐνέργεια (β)ραχυκίνητος, ἡ δὲ αἰσθητική τε καὶ ὁρμητικὴ παντελῶς ἀκί-

Über den Titel vergl. Einl. S. 4 Anm. 3. 3 καθένταϲ in κινηθένταϲ geändert P; καθιέναι εἴς τι 'sich auf etw. einlassen' Porph. De abst. I 37 (113, 24, vergl. 25; 114, 5). 39 (115, 17). 40 (116, 9) II 52 (178, 5) 10 συγχωρεῖν vergl. ἔχειν XV 4 11 προπετὲϲ ἢ verändert in προπετῶϲ ἢ P 13 αὐτὰ] αὐτὰ μεμελετηκότων ταῖϲ τῶν πολλῶν δόξαιϲ συνήκειν αὐτὰ P 15 τ' ἦν K: δ' ἦ/// P, δ auf Rasur 17 ἄλλοις K vergl. Porph. De abst. I 39 (115, 14. 20). 40 (116, 14). 42 (117, 15). 45 (120, 19): ἄ///λυν P, υν aus οιϲ geändert 19 ὁ in τὸ (vor δυν.) auf Ras. P 19. 20 τὴν ψυχὴν verbessert aus τῇ ψυχῇ P

νητος, οὑτωσὶ δὲ κἀπὶ τῶν κατὰ γαστρὸς ψυχῆς παρούσης καὶ † προσελθόν-
των ἔνεστι κάρῳ ἢ φωλείᾳ ἐοικὸς τὸ πάθος, ἣ ἐνερ(γ)εῖ μὲν καὶ αὐτή, ἀσθε-
νῶς δὲ καὶ ἐοικότως τῇ διὰ σκελῶν περιπατήσει, ἣν ἐκτελεῖν οὔπω οἷά τε τὰ
βρέφη, καίτοι κατὰ φαντασίαν κινούντων τε αὐτὰ καὶ συγκαμπτόντων καὶ
4 *τοπικῶς μετατιθέντων, εἰ καὶ μήπω βαδιστικῶς; ἐκείνως μὲν γὰρ δυνάμει ζῷα*
τὰ κατὰ γαστρός, ὡς μέντοι λέγεται δυνάμει τὰ τὰς ἕξεις ἔχοντα ἡσυχαζού-
σας, οὑτωσὶ δὲ καὶ ἐνεργείᾳ· κατὰ δ' αὖ τοὺς φυτικῶς μόνον αὐτὰ διοικεῖσθαι
ἡγουμένους ψυχῆς ἀμοιροῦντα τῆς ὁρμητικῆς τε καὶ αἰσθητικῆς εἰ δυνάμει
λέγεται ζῷα, κατὰ τὸ ἐπιτηδείως ἔχειν τὴν ζῳοποιὸν ψυχὴν ἀναδέξασθαι,
οὐ μὴν κατὰ τὸ ἤδη δεδεγμένον ἀργεῖν ῥηθήσεται.

II *Εἰ μὲν οὖν μήτε ζῷον ἐνεργείᾳ δειχθείη τὸ ἔμβρυον τῶν ζῴων τῶν*
μὴ ζῴων αἰσθήσει καὶ ὁρμῇ διαφερόντων μήτε δυνάμει ζῷον ὡς τὸ ἤδη
τὴν ψυχὴν δεδεγμένον εἰ καὶ ἀργούσας ἔχει τὰς τοῦ (συν)αμφοτέρου ἐνερ-
γείας, εὔκολος τῷ Πλάτωνι ἡ τῆς εἰσκρίσεως ἀνάγκη καὶ ⟨ὁ⟩ ὅρος ὁ ταύτης
γίγνεται· δῆλον γάρ, ὡς ζῴου μὲν μὴ ὄντος τοῦ | ἐμβρύου μήτ' οὖν ἐνεργείᾳ f. 13r
μήτε δυν(άμει) ὡς τὸ (ἤδη τ)ὴν ἕ(ξ)ιν δεδ(εγ)μέν(ον) καὶ ἀργοῦν, δυνάμει δὲ
λεγο(μένου) ζῴου τῷ ἐπιτηδείως ἔχειν ψυχὴν τὴν ἰδίως λεγομένην ζῴου ἀνα-
δέξασθαι, ὅτε πρῶτον αἰσθητ(ι)κὸν γίγνεται καὶ ὁρμητικόν, ἀνάγκη καὶ τὴν
εἴσκρισιν καὶ τὸν καιρὸν τῆς εἰσκρίσεως καταλιπεῖν· ὃ δεῖ γίγνεσθαι μετὰ
2 *τὴν ἐκ γαστρὸς κατὰ φύσιν γιγνομένην ἀποκύησιν. εἰ δὲ δυνάμει ζῷον ὡς*
τὸ δεδεγμένον τὴν ἕξιν ἢ μᾶλλον ζῷον ἐνεργείᾳ ἦν τὸ ἔμβρυον, δύσκολον
μὲν τὸν καιρὸν ἀφορίσαι τῆς εἰσκρίσεως καὶ πολύ γε τὸ ἀπίθανον ἕξει καὶ
πλασματῶδες ὁποῖος ἂν εἶναι ἀφορισθῇ, τοῦ μὲν ὅταν καταβληθῇ τὸ σπέρμα
τὸν καιρὸν τοῦτον ἀποδιδόντος ὡς ἂν μηδ' οἵου τε ὄντος ἐν τῇ μήτρᾳ
γονίμως κρατηθῆναι μήτι γε ψυχῆς ἔξωθεν τῇ εἰσκρίσει ἑαυτῆς τὴν σύμφυσιν
ἀπεργασαμένης — κἀνταῦθα πολὺς ὁ Νουμήνιος καὶ οἱ τὰς Πυθαγόρου ὑπο-

---

1 *οὑτωσὶ δὲ*] vergl. II 4. VII 3 a. E. VIII 1. XIV 1. XVII 3. 7. Porph. in Cat. 92, 24. 99, 25 Busse, Iambl. Protr. X (55, 1 Pist.); nahe liegt *δὴ* vergl. Plot. III 2, 2 (228, 12). 7, 11 (325, 25) *προσελθόντων* P: ⟨*μήπω*⟩ *προελθόντων*? K vergl. I 1. III 1. XI 1   4 *κινούντων*] s. Vahlen zu Aristot. Poetik[3] S. 108   9 *λέγεται* K: *λέγει τὰ* P, *ει* geändert viell. aus *ω*   11. 12 *αἰσθήσει*[ᾱ] *καὶ ὁρμῇ*[γ̄] *τῶν*[β̄] *μὴ ζῴων* (so) P s. 38, 11   13 *ἔχει* auf Rasur P   (*συν*)*αμφοτέρου*] vergl. IX 5. XV 3. Plat. Tim. 87 E (Symp. 209 B. Alk. I 130 A). Plot. I 1, 4–7. IV 3, 25–27. Porph. Sent. 22 S. XXXIV 48   14 ⟨*ὁ*⟩ K   21 *ἦν* K: *ἢ* P   25 *κρατηθῆναι*] vergl. Porph. De abst. IV 20 (262, 18)   *μήτι γε* P: *μήτοι .. γε* hat Porph. bei Eus. Pr. ev. XI 28, 11   26 *Νουμήνιος*] vergl. Einl. S. 6 Anm. 1   *Πυθαγόρου*] vergl. Censorin. De die nat. 9, 3; 11, 1–6

νοίας ἐξηγούμενοι, καὶ τὸν παρὰ μὲν τῷ Πλάτωνι ποταμὸν Ἀμέλητα, παρὰ δὲ τῷ Ἡσιόδῳ καὶ τοῖς Ὀρφικοῖς τὴν Στύγα, παρὰ δὲ τῷ Φερεκύδῃ τὴν ἐκροὴν ἐπὶ τοῦ σπέρματος ἐκδεχόμενοι — τοῦ δ' ὅταν πλασθῇ πρῶτον τὴν εἴσκρισιν τιθέντος τοῦ μὲν ἄρρενος ἐν λ̄ ἡμέραις, τῆς δὲ θηλείας ἐν δύο καὶ μ̄ διαρθρουμένης, καθάπερ ἱστορεῖ ὁ Ἱπποκράτης, τοῦ δὲ τὸν καιρὸν ἀφορίζοντος τῆς εἰσκρίσεως ὅταν πρῶτον κινηθῇ τὸ ἔμβρυον· λέγει δὲ καὶ περὶ τοῦ χρόνου ὁ Ἱπποκράτης· »ὅταν δὲ δὴ τὰ ἄκρα τοῦ σώματος τοῦ παιδίου ὀζωθῇ ἔξω καὶ οἱ ὄνυχες καὶ αἱ τρίχες ἐρριζώθησαν, τότε δὲ καὶ κινεῖται· καὶ χρόνος εἰς τοῦτο
γίγνεται τῷ μὲν ἄρρενι γ̄ μῆνες, τῇ δὲ θηλείᾳ δ̄.« ἤκουσα δ' ἤδη τινὸς ἐγὼ δια- 3
τεινομένου πρὸς ἡμᾶς τὴν προθυμίαν τοῦ ἄρρενος τὴν ἐν ταῖς ὀχείαις καὶ τὸ συμπαθὲς τῆς μήτρας ἁρπάζειν ψυχὴν ἐκ τοῦ περιέχοντος ἀέρος διὰ τῆς ἀναπνοῆς γιγνομένης μετακινήσαντα τὴν φύσιν ἢ χορηγὸς ἦν τοῦ σπέρματος σὺν ἰδιότητι ἑλκτικῇ ψυχῆς, διὰ δὲ τοῦ ἄρρενος ὡς διὰ σωλῆνος συνεκθοροῦσαν τῷ σπέρματι πάλιν ὑπὸ τῆς ἐν τῇ μήτρᾳ προθυμίας συλλαμβάνεσθαι, ὅταν ἐπιτηδείως ἔχῃ πρὸς κράτησιν αὐτῇ· καὶ διὰ τοῦτο μίγνυσθαι ἄμφω, ὅτι δι' ἀμφοῖν ὁ τῆς ψυχῆς δεσμὸς καὶ ἡ κάθειρξις, σύλληψίν τε εἰρῆσθαι τὸ πάθος διὰ τὸ ἁρπαγῇ πτηνοῦ ἐοικέναι τὰ γιγνόμενα. ἀλλὰ τούτους μὲν τοὺς μύθους καὶ τότε γελάσας οἶδα καὶ μνήμης ἠξίωσα οὐ διὰ τὸ ἔχειν τι λόγων ἄξιον τὸ πλάσμα, ὅτι δ' ἐπιδέχεται ὁ τρόπος ἐκτροπὰς μυρίας δεικνύς, ὅταν τις τὰς εἰσκρίσεις παραιτησάμενος τίθεσθαι μετὰ τὰς ἐκ τῆς μητρὸς ἀποκυήσεις εἰς τὰ κατὰ γαστρὸς ἔτι ὄντα καὶ τὴν ἐνταῦθα ἀδηλίαν ἐπάγῃ τὰ γιγνόμενα.
τὸν μὲν οὖν καιρὸν ἀφορίσαι τῆς εἰσκρίσεως τοῖς οὕτω δόξασι λέγειν τὸν 4
Πλάτωνα δύσκολον, ἀγὼν δὲ οὐχ ἧττον ἔσται αὐτοῖς πειρωμένοις δεικνύναι, ὡς ἔξωθεν ἡ ἐμψύχωσις καὶ οὐκ ἀπὸ τοῦ πατρὸς μέρος ψυχῆς συγκαταβάλλεται τῷ σπέρματι, καθάπερ φύσεως, εἴπερ ἄρα τῇ καταβολῇ ἡ ἐμψύχωσις· πῶς ⟨δ'⟩ οὐ μέρος ψυχῆς τῆς μητρός, εἰ ὅταν πλασθῇ γίγνοιτο ἡ

---

1 *Πλάτωνι*] Rep. X 621 A   *ἀμελη*$^{\text{τ`}}$ P   2 *Ἡσιόδῳ*] vergl. Theog. 361. 383 ff. 776 ff.   *Ὀρφικοῖς*] vergl. Hymn. 69, 4. Gebet an Mus. 29. Frgm. 156. 157. 321 Abel   *φερεκυ*$^{\text{δ'}}$ P   3 *εἴσκρισιν* verbessert aus *ἔκκρισιν* P   4 *τῆς δὲ θηλείας* K: *ταῖσ δὲ θηλείαισ* P   *μ̄* nach Hippokr. K: *μόνοισ*, davor ein Buchstabe ausgestrichen, P   4. 5 *διαρθρουμένης* K: *διαρθρουμένων* in *-ναισ* geändert P   5 *Ἱπποκράτης*] *Π. φύσ. παιδ.* 18 (VII 498 f. Littré)   6. 7 *Ἱπποκράτης*] ebenda 21 (VII 510)   8 *ἐριζώθησαν* P   *δὲ*] *δὴ* Hipp. vergl. 34, 1 und 38, 22   *καὶ ὁ χρ.* Hipp.   9 *γ^ μῆνες ... δ^* (so Hipp.) geändert in *γ^*$^{\text{'ο}}$ *μὲν ... δ^*$^{\text{ο'}}$ P   *τινὸς*] vergl. Einl. S. 22 f.   12 *μετακιν*$^{\text{η'}}$ P   15 *κράτησιν* Iamblichos (vergl. 34, 25 *κρατηθῆναι*): *κρᾶσιν* P   19 *δεικνὺσ* verändert in *δείκνυσιν* P   25 *ἄρα* P: *ἅμα* Kroll   26 ⟨*δ'*⟩ K   *εἰ* K: *ἢ* P

εἴσκρισις ἢ ὅταν τὸ πρῶτον κινηθῇ; ὥσπερ γὰρ αἱ τοῦ σώματος ὁμοιότητες μηνύουσι τὸ καὶ ἐκ τῶν πατέρων εἰληφέν(αι) τι ἐκ τοῦ σώματος, οὑτωσὶ δεῖ καὶ τὰς κατὰ τὴν ψυχὴν ὁμοιότητας κατηγορεῖν τὸ πόθεν ἐλήφθη αὕτη.
5 *ἡμεῖς τοίνυν προηγουμένως μὲν ἐπιδείξομ(εν) ὅτι οὔτε ζῷον ἐνεργείᾳ τὸ κυούμενον οὔτε δυνάμει ὡς τὸ ἤδη τὴν ψυχὴν δεδεγμένον, οἷς ἕπεται τὸ μετὰ τὴν ἀποκύησιν γίγνεσθαι τὴν εἴσκρισιν· (καὶ συ)γχωρήσ(αντες δὲ) | τὸ* f. 13ᵛ
δυνάμει ἢ καὶ ἐνεργείᾳ ζῷον εἶν(αι τ)ὸ ἔ(μ)βρ(υον) αὐτό, (ἐροῦ)μεν ὡς οὐχ οἷόν τε οὔτ' οὖν ἀπὸ τοῦ πατρὸς γεγονέναι τὴν ψύχωσιν οὔτ' (ο)ὖν ἀπὸ τῆς μητρός, ἀλλὰ μόνον ὡς ἔξωθεν, ὡς μηδὲ οὕτως τῷ Πλάτωνι ἀθετεῖσθαι τὸν περὶ τῆς εἰσκρίσεως λόγον.

III *Πρῶτον μὲν οὖν αὐτὴν μαρτυρόμενοι τὴν ἐνάργειαν πρὸ ὀφθαλμῶν θέσθαι ἀξιοῦμεν τὰς εἰδοποιοὺς διαφορὰς τῶν φυτῶν τε καὶ τῶν ζῴων, εἶθ' οὕτως σκέψασθαι, τίσι μᾶλλον προσχωρεῖ τὰ γιγνόμενα περὶ τὰ ἔμβρυα· εἰ μὲν γὰρ φαίνοιτο τοῖς ἐπὶ τῶν ζῴων ὄντα παραπλήσια, ζῷον ἀποφαίνειν τὸ κυούμενον, εἰ δὲ τοῖς ἐπὶ τῶν φυτῶν, μὴ θαυμάζειν εἰ τῆς γαστρὸς προελθὸν ζωοῦται, καθάπερ οὐ θαυμάζομεν πῶς πρὶν ἐκ τοῦ πατρὸς ἀποκριθῆναι τὸ σπέρμα μένον ἐν ἑαυτῷ ἀνενέργητόν ἐστιν ὧν πέφυκε δημι-*
2 *ουργεῖν τῆς μήτρας ἐπιτυχὸν μετὰ τὴν ἔκκρισιν. ἴδια μὲν τοίνυν φυτικῆς ζωῆς καὶ φυτῶν τὸ τρέφεσθαι μὴ διὰ στόματος, διὰ δὲ τῆς ἐνούσης ἐν ταῖς ῥίζαις δυνάμεως, ἣ τὴν περικειμένην ἐν τῇ γῇ τρόφιμον ἰκμάδα ἕλκουσα εἰς τὴν προσήκουσαν αὔξην τε καὶ θρέψιν τοῦ κατ' αὐτὴν διοικουμένου κατατάττει· ἴδια δ' αὖ πάλιν τῶν θνητῶν ζῴων καὶ ἐνσάρκων τὸ διὰ στόματος λαμβάνειν τὴν τροφὴν καὶ ἐντὸς ἐν ἑαυτοῖς ταύτην κατεργάζεσθαι δι' ὀργάνων τῶν πρὸς τοῦτο αὐτὸ ὑπὸ τῆς οἰκείας κατεσκευασμένων*
3 *φύσεως· ὅσα τε ἀναπνεῖν διὰ ῥινῶν πέφυκε τῶν ζῴων, τὴν ἐκροήν τε καὶ εἰσροὴν τοῦ ἀέρος διὰ τούτων ποιεῖσθαι· κωλυθέντα γὰρ παραχρῆμα πνιγέντα διόλλυται μηδὲ πρὸς τὸ ἀκαρὲς ἀντισχεῖν οἷά τε ὄντα πρὸς τὸ κωλῦον τὴν συνέχειαν· διὰ μόνης δὲ τῆς καλουμένης ἐντεριώνης διαπνεῖται τὰ φυτά, οἵ τε καρποὶ διὰ τῶν καλουμένων μίσχων ὅθεν τυγχάνουσιν ὄντες ἐκκρεμεῖς ἐπιχορηγοῦνται τὴν τροφὴν καὶ τὸ πνεῦμα, ἀφ' ὧν δὴ καὶ ἐκπίπτουσι πεπανθέντες καὶ τὸ τέλειον εἰς ἀκμὴν λαβόντες τῆς δημιουργίας· καὶ ἐν ὑγρῷ*

---

1 εἴσκρισις K: ἔκκρισισ P vergl. 35, 3 τὸ K: τὲ P 3 δεῖ K: δὲ P 11 μαρτυρόμενοι K: μαρτυρούμενοι P ἐνάργειαν K: ἐνέργειαν P 13 προσχωρεῖ K: προσχωρεῖν P 19 φυ^{τη} P 21 αὔξην geändert in αὔξησιν (s. 37, 6) P 26 ποιεῖται? K 27 τὸ κωλῦον geändert in τῷ κωλύειν P 28 διὰ μόνης M: διαμονῇ geändert aus διαμένει P ἐντεριόνησ P διαπνεῖται verbessert aus διαπνεῖ τε P 29 μίσχων M: μυχῶν P

μὲν πάντῃ κεχυμένῳ τὰ χερσαῖα τῶν ζῴων διόλλυται, ὑγροῦ δὲ περιχύσει
καὶ παραθέσει καὶ ἕλξει ἐκ γῆς ἀναδίδοται τὰ σπέρματα. εἰ μὲν ⟨οὖν⟩ καὶ 4
τὰ ἔμβρυα διὰ τοῦ στόματος ἐτρέφετο, οὐχὶ δὲ διὰ τῆς ἐνούσης δυνάμεως
ἐν τῷ σπέρματι, ἢ τὸ φερόμενον αἷμα καὶ περικεχυμένον τῷ σπέρματι ἐντὸς
ἐν τῇ μήτρᾳ σπῶσα καθάπερ τὰ φυτὰ ἐκ τῆς γῆς τὴν ἰκμάδα τὸ μὲν κατατάττει εἰς αὔξησίν τε καὶ θρέψιν τοῦ ἐμβρύου, τὸ δ' ὡς περιττὸν ἀφορίζει χρήσιμον καὶ τοῦτο ἐσόμενον τελεσιουργηθέντι εἰς τὸν ὄλισθον, ἢ εἴπερ ὁμοίως ὡς μετὰ τὴν ἐκ γαστρὸς πρόοδον διὰ τῶν ῥινῶν ἀνέπνει τὰ ἔμβρυα ἀλλ' οὐχὶ διὰ τοῦ ὀμφαλοῦ, ἀφ' οὗ δὴ καὶ τὰ μέσα ἠρτημένα ῥίζης τρόπον ἢ μίσχου χορίου ἐξῆπται, πάλιν οὖν τοῖς καρποῖς παραπλησίως πεπανθέντα ἀποπίπτειν εἰς τὴν γῆν ἐπείγεται, ἢ οἷόν τε ἦν ἄνευ ὑγροῦ πανταχόθεν περικεχυμένου κἂν πρὸς μικρὸν ἀντέχειν αὐτά, οὗ δὴ κατὰ τοὐναντίον μετὰ τὴν κύησιν τὰ χερσαῖα οὐδὲ πρὸς ὀλίγον ὑπομένει τὴν πανταχόθεν περίχυσιν — εἰ μὲν οὖν ὥσπερ ἔφην ἡ κατὰ γαστρὸς τῶν ἐ(μ)βρύων διοίκησις ταῖς τῶν ζῴων ὑπῆρχε (π)αραπλησία ἀλλὰ μὴ ἄντικρυς τῇ τῶν φυτῶν, ἐνεχώρει ἂν ἐκ
f. 14r τῶν γιγνομένων τὰς πίστεις λαμβά|νοντα συγχωρεῖν τοῖς (ἡ)γουμένοις ζῷα
εἶναι τὰ ἔμ(βρυα)· ἐπειδὴ δὲ τὴν μὲν ὡς ἀλλοτρίαν παραιτεῖται, δι' ἧς δὲ 5
ὡς οἰκειοτάτης, σχεδὸν ὑπεναντίαν ἔχει τῇ μετὰ τ(ὴν) ἐκ γαστρὸς πρόοδον ὅταν τὴν τοῦ ζῴου ψυχὴν εἰσοικίσηται, τί παρέντες τῶν συμβαινόντων τὴν ἐνάργειαν αὐτοὺς προχείρως (ἀ)πατῶμεν, ἐπείπερ δὴ ζῴοις ἅμα τῇ προκύψει ἐντυγχάνομεν, ζῷα καὶ κατὰ γαστρὸς ἔνδον εἶναι λογιζόμενοι; ἢ γὰρ ἐκεῖνα ἀθετητέον ἐξ ὧν ὡς φυτὰ ἀλλ' οὐχ ὡς ζῷα διοικούμενα (ε)ὑρίσκεται ἤ, εἴπερ μάχεσθαι τοῖς ἐναργέσιν ἀδύνατον, τῆς μὲν ἐκ φυτοῦ εἰς ζῷον μεταβολῆς (ζη)τητέον τὰς αἰτίας, εἴπερ τισὶ τοῦτο παράδοξον ἀλλὰ μὴ φύσεως θείας ἔργον εἶναι καταφαίνοιτο, τὸ μέντοι μὴ εἶναι ζῷα τὰ κατὰ γαστρός, ὄντα ἐπίσης ἀκίνητα π(ρὶν) ὡς ζῷα ψυχοῦσθαι, ἐατέον.

Ἀλλ' ὁ Πλάτων, φασί, λέγει τρίτου μορίου τῆς ψυχῆς τοῦ ἐπιθυμη- IV
τικοῦ μέρος εἶναι τὴν ἐν τῷ σπέρματι φύσιν, τὸ δ' ἐπιθυμητικὸν δι' ἡδονῆς ἄγεσθαι καὶ λύπης καὶ σιτίων ὀρέγεσθαι καὶ τροφῆς, εἶναι δὲ τὰς μὲν ἡδονὰς καὶ τὰς λύπας αἰσθήσεις ἢ ἀναδιδομένας γε εἰς αἴσθησιν κινήσεις,

---

1 κεχυμένῳ P: ⟨περι⟩κεχυμένῳ? K vergl. περιχύσει (Z. 1. 13) und περικεχυμένου (11. 12) 2 ⟨οὖν⟩ K 8 ὡς K: τῇ geändert aus την(?) P vergl. Z. 18 προόδω geändert aus πρόοδον P ἀνέπνει K: ἀναπνεῖ geändert aus ἀναπνεῖν P 9 μ, mit übergeschriebenem έ P 10 χωρίου P ἐξῆπται Diels: ἐξηγεῖται P 11 ἢ verbessert aus ἤ P 14 ταῖσ P: τῇ? K 15 ἐν in ἐνεχώρει auf Ras. P 18 οἰκειοτάτης näml. διοικήσεως διοικεῖται ὑπεναντίαν K: -τίασ P 20 αὐτοὺσ P 26 π(ρὶν) ὡσ unsicher in P 27 Πλάτων] Tim. 70 D ff. 91 A ff. λέγει mit übergeschriebenem ν P

τὰς δὲ ὀρέξεις ὁρμάς· ὥστε αἰσθήσεως καὶ ὁρμῆς ὄντα μέτοχα, οἷς τὸ
2 ζῷον τοῦ μὴ ζῴου διενήνοχε, πῶς οὐκ ἂν εἴη ζῷα τὰ ἔμβρυα; οἱ δὲ ταῦτα
λέγοντες ἀγνοοῦσι καὶ τὰ φυτὰ ζῷα ποιοῦντες, ὡς ἂν καὶ τούτων διοικουμένων ὑπὸ φύσεως ἢ μέρος ἦν τοῦ ἐπιθυμητικοῦ τῆς ψυχῆς μορίου, ἡμῖν αὐτάρκους ὄντος εἰ τοῖς φυτοῖς παραπλησίως συγχωροῖεν ζῆν τὰ ἔμβρυα ἀλλὰ μὴ τοῖς ἰδίως λεγομένοις ζῴοις, εἰ καὶ πάλιν ἐκεῖνοι ὑπὸ σπουδῆς τὸ διάφορον φυτοῦ τε καὶ ζῴου ἀναιροῦσι μαχόμενοι ταῖς ἐναργείαις καὶ διὰ μείζονος ἀτοπίας πρὸς τὴν προκειμένην ζήτησιν ἀπαντῶντες, οὐδὲ τοῦ Πλάτωνος (ὅ)πως μέρος τὸ φυτικὸν τοῦ ἐπιθυμητικοῦ λέγει ξυνιέντες οὐδὲ δι' ἣν αἰτίαν ζῷα τὰ φυτὰ λέγειν οὐκ ἀπαξιοῖ γνῶναι σπουδάσαντες.
3 Πλάτων γὰρ οὐχ ὥσπερ οἱ ἄλλοι τὸ ζῷον τοῦ μὴ ζῴου αἰσθήσει καὶ ὁρμῇ διακρίνουσιν, οὑτωσὶ καὶ αὐτὸς τούτοις τῶν μὴ ζῴων ἀξιοῖ διαφέρειν τὰ ζῷα, ζωῆς δὲ καὶ ἀζωίας τὸ διάφορον ποιούμενος εἰκότως καὶ τὰ φυτὰ ὡς ἂν ἤδη ζῶντα συμπεριλαμβάνει τοῖς ζῴοις, ἀλλ' ὅμως ἄχρι τῆς προσηγορίας τὸ κοινὸν δίδωσι πρὸς τὰ ἰδίως καλούμενα ζῷα καὶ τῆς αὐτοκινήτου
4 ψυχῆς μετεσχηκότα. δηλώσει δ' αὐτὰ τὰ ῥηθέντα ὑπ' αὐτοῦ παρατεθέντα τό τε δοκοῦν ἑαυτῷ καὶ τὴν ἐκείνων πλάν(ην)· λέγει γὰρ οὕτως· »ἐπειδὴ δὲ πάντ' ἦν τὰ τοῦ θνητοῦ ζῴου ξυμπεφυκότα μέρη καὶ μέλη, τὴν δὲ ζωὴν ἐν πυρὶ καὶ πνεύματι ξυνέβαινεν ἐξ ἀνάγκης ἔχειν αὐτό, καὶ διὰ ταῦτα ὑπὸ τούτων τηκόμενον κενούμενόν ⟨τ'⟩ ἔφθινε, βοήθειαν αὐτῷ θεοὶ μηχανῶνται· τῆς γὰρ ἀνθρωπίνης ξυγγενῆ φύσεως φύσιν ἄλλαις ἰδέαις καὶ αἰσθήσεσι κεραννύντες ὥσθ' ἕτερον εἶναι ζῷον φυτεύουσιν· ἃ δὴ νῦν ἥμερα δένδρα καὶ φυτὰ καὶ σπέρματα παιδευθέντα ὑπὸ γεωργίας τιθασσῶς πρὸς ἡμᾶς ἔσχε, πρὶν δὲ ἦν μόνα τὰ τῶν ἀγρίων γένη πρεσβύτερα τῶν ἡμέρων ὄντα. πᾶν γὰρ ὅτιπερ ἂν μετάσχῃ τοῦ ζῆν ζῷον μὲν ἂν ἐν δίκῃ λέγοιτο ὀρθότατα. μετέχει γε μὴν τοῦτο ὃ νῦν (λέ)γομεν τοῦ τρίτου ψυχῆς εἴδους ὃ μεταξὺ φρενῶν ὀμφαλοῦ τε ἱδρῦσθαι λόγος, ᾧ δόξης μὲν λογισμοῦ τε καὶ νοῦ μέτεστι τὸ μηδέν, αἰσθήσεως δὲ | ἡδεί(ας) καὶ (ἀ)λγεινῆς μετὰ ἐπι- f. 14v

---

1 οἷς vergl. τούτοις Z. 12 5 ζῆν$^{\beta}$ συγχωροῖεν$^{\alpha}$ τὰ$^{\gamma}$ P 7 ἐναργείαις K: ἐνεργείαισ P 14 ἄχρι »nur bis« vergl. μέχρι τῶν ὀνομάτων Plot. IV 7, 3 (122, 27); Arist. Hist. an. E. 1 539a 32 17 ἑαυτῶ so P (ipsi) λέγει] Tim. 76 E ff. 18 πάντ' verbessert aus πάντεσ P 19 αὐ (τ übergeschrieben) P: auch αὐτῷ Platon 20 τ' ἔφθινε Pl.: ἔφθ/ (η übergeschrieben) P 22 ζῷον εἶναι 39, 14 und Pl. δὴ Pl.: δὲ P 25 γὰρ P: auch γὰρ οὖν Pl. 26 γε μὴν verbessert aus δὴ P 27 λόγος Pl.: λ/ (ό übergeschrieben) geändert in λ/ (έ übergeschrieben) P vergl. 39, 20

θυμιῶν· π(άσ)χον γὰρ διατελεῖ πάντα στραφέντι δ' αὐτῷ ἐν ἑαυτῷ περὶ
αὐτό, τὴν μὲν ἔξωθ(εν) ἀπωσαμένῳ κίνησιν τῇ δ' οἰκείᾳ χρησαμένῳ, τῶν
αὐτοῦ τι λογίσασθαι κατιδόντι φύσει οὐ παραδέδωκεν ἡ γένεσις. διὸ δὴ
ζῇ μὲν ἔστι τε οὐχ ἕτερον ζῴου, μόνιμον δὲ καὶ κατερριζωμένον πέπηγε
διὰ τὸ τῆς ὑφ' ἑαυτοῦ κινήσεως ἐστερῆσθαι.« τὰ μὲν δὴ τοῦ Πλάτωνος 5
ταῦτα, ὅλ(ως) δὲ (τοῦ) φιλοσόφου μηδὲν ξυνιέναι κινδυνεύουσιν οἱ ζῷον
ἡγούμενοι τὸ ἔμβρυον (κατὰ) τὸν Πλάτωνα ὡς νῦν ζητοῦμεν εἰ ζῷον· εἰ
μὲν γὰρ παρὰ τὸ ζῆν καλεῖν τις ζῷον ἐθέλοι, συγχωροῦμεν, τὴν δ' αὐτο-
κίνητον ψυχὴν ἣν κυηθὲν ἴσχει μηδ' αὐτόν πως συγχωρεῖν τὸν Πλάτωνα
ἔχειν διαβεβαιούμεθα, ζῷον δ' οὕτως εἶναι ὡς τὰ φυτά. τίς οὖν ἡ αἴσθη- 6
σις καὶ ἡ ὄρεξις τῶν φυτῶν; ὁμώνυμος, φησὶν ὁ Πλάτων, καὶ οὐχ ἡ αὐτὴ
τῇ τῶν ἰδίως καλουμένων ζῴων· τὸ γὰρ (ὁ)μών(υμον) παριστὰς ἔφη· »τῆς
ἀνθρωπίνης συγγενῆ φύσεως φύσιν ἄλλαις ἰδέαις καὶ αἰσθήσεσι κεραννύν-
τες ὥσθ' ἕτερον ζῷον εἶναι φυτεύουσι« τὰ ἥμερα δένδρα καὶ τὰ σπέρματα.
ἄλλαις οὖν αἰσθήσεσι καὶ ἄλλαις ὀρέξεσι χρῆται τὰ φυτὰ καὶ ἑτέρως ἐστὶ
ζῷα ἢ ὡς [τὰ φυτὰ] οἱ ἄνθρωποι· ὥστε κἂν αἴσθησιν ἔχῃ τὰ ἔμβρυα κατὰ
Πλάτωνα κἂν ὄρεξιν κἂν ζῷα λέγηται, ἀλλ' ὁμωνύμως γε ἔχει ταῦτα καὶ
λέγεται ζῷα, τοῖς μέντοι φυτοῖς συνωνύμως, ὡς καὶ αὐτὸν σαφῶς λέγοντα
δείξομεν. ὡς οὖν τὰ φυτὰ λέγει μετέχειν »τοῦ τρίτου ψυχῆς εἴδους ὃ με- 7
ταξὺ φρενῶν [τε καὶ] ὀμφαλοῦ ⟨τε⟩ ἱδρῦσθαι λόγος, ᾧ δόξης μὲν λογισμοῦ
τε καὶ νοῦ μέτεστι τὸ μηδέν, αἰσθήσεως δὲ ἡδείας καὶ ἀλγεινῆς μετὰ ἐπιθυ-
μιῶν« καὶ ὅμως τούτων μέτοχα ὄντα οὐκέτι ζῷα ὡς ζῷα λέγεται τὰ τῆς
ψυχῆς αὐτοκινήτου μέτοχα, ἀλλὰ μόνον φύσεως παθητικῆς μετέχει, ἣν οὐκ
ὤκνουν ψυχὴν καλεῖν καὶ τὸ κατ' αὐτὴν ἐπιφερόμενον τοῖς ὑποκειμένοις
κίνημα ζωὴν ὁμωνύμως τῷ ἐκ τῆς αὐτοκινήτου προσαγορεύειν, οὕτως τῆς
αὐτῆς ταύτης δυνάμεως μέτοχα τὰ ἔμβρυα ὄντα καὶ ζῷα κατ' αὐτὸν καὶ
ἔμψυχα καλούμενα καὶ αἰσθήσεως μετέχοντα καὶ ἐπιθυμίας οὐκ ἔστιν ἐκεί-
νως ζῷα ὡς τὰ τὴν αὐτοκίνητον ψυχὴν κεκτημένα, περὶ ἧς πότε εἰσκρί-
νεται τὴν ζήτησιν τὰ νῦν ἐνεστησάμεθα. πλανᾶσθαι δὲ οὐ χρὴ συγχεο- 8
μένους ὑπὸ τῆς ὁμωνυμίας, ἀλλ' ὥσπερ λέγοντος παιδεύεσθαι τὰ φυτὰ

---

2 auch ἑαυτὸ Pl. 3 αὐτοῦ Pl.: αὐτοῦ P φ͂ (ῡ über φ) P: φύσει 40, 27: auch φύσιν Pl. 4 ζῇ/// P ἕτερ'/// P 7 (κατὰ) M (in P erneuert) 9 κυηθὲν verbessert aus ζῷον P 10 διαβεβαιούμεθα K: διαβεβαιούμενοι geändert in -νον P vergl. VI 2 (τελειουμένη) 16 [τὰ φυτὰ] K 17 γε K: τὲ P 19 δείξομεν] IX ὡς K: πῶσ P 20 φρενῶν τὲ καὶ (καὶ von sp. Hd. über der Zeile) ὀμφαλοῦ ////// P: φρενῶν ὀμφαλοῦ τε 38, 27 und Pl. λ (ό über λ) geändert in λ (έ über λ) P vergl. 38, 27 22 οὐκέτι P vergl. XV 3: οὐκ ἔστι Kroll 23. 24 οὐκ ὤκνουν u. s. w. vergl. XVI 1

ὑπὸ γεωργίας καὶ τιθασσῶς πρὸς ἡμᾶς ἴσχειν, πρὶν δὲ εἶναι μόνα ⟨τὰ⟩ ἄγρια,
οὔτε νοῦν διὰ τοῦτο καὶ λογισμὸν ἐπ' αὐτῶν καὶ ἦθος ἐκδεχόμεθα, ἐφ' ὧν
κυρίως παιδεία καὶ τιθασσεία καὶ ἀγριότης λέγεται, κατὰ μεταφορὰν δὲ ἢ
καὶ ὁμωνύμως, οὕτως καὶ τὰς αἰσθήσεις καὶ τὰς ὀρέξεις καὶ τὰς ἐπιθυμίας
ἀκουστέον τὰς κατὰ ἀναλογίαν καὶ ὁμωνύμως λεγομένας ἀλλ' οὐχὶ τὰς ἐκ
ψυχῆς τῆς αὐτοκινήτου ἀποδιδομένας, περὶ ἧς τῆς εἰσκρίσεως ἐνέστηκεν
ἡμῖν ὁ λόγος συγχω(ρ)οῦσι τῆς μὲν ὡς ἑτέρως καὶ πληγαῖς καὶ πάθεσι
λεγομένης ψυχῆς ἧς καὶ τὰ φυτὰ μετείληχεν ⟨μετ⟩έχειν καὶ τὰ ἔμβρυα,
τῆς δ' αὐτοκινήτου πρὸ τῆς ἐκ γαστρὸς ἐξόδου ἄμοιρα εἶναι καὶ κατὰ
Πλάτωνα, κἂν τὰ μάλιστα αἰσθήσεως καὶ ἡδονῆς τῆς φυτικῆς (ὑπά)ρχῃ
9 μέτοχα. ὅλως γὰρ ὁ ἀνὴρ ἔοικεν οὐχ ὥσπερ οἱ ἄλλοι τὰς αἰσθήσεις τάτ-
τουσιν ἐπὶ τὴν γιγνομένην τύπωσιν ἐν ψυχῇ διὰ [τῆς] τῶν αἰσθητηρίων | f. 15r
προσπαθεί(ας) γενομέν(ης, ο)ὕτω(σὶ) καὶ αὐτ(ός), ἀλλὰ τ(ὴν σω)ματ(ικ)ὴν
κίνησιν, ἧς μετέχει καὶ τὰ φυτά, αἴσθησιν καλεῖν, τὴν δὲ τῇ σωματικῇ κι-
νήσει τῆς ψυχῆς σύζυγον κίνησιν δόξαν προσαγορεύειν, ἐξ ἀμφοῖν τε τῆς
τε ἀλόγου παθητικῆς κινήσεως, ἣν αἴσθησιν προσαγορεύει ἀλλ' οὐ κίνησιν
αἰσθητηρίων, καὶ τῆς δόξης, ἣν οἱ ἄλλοι τύπωσιν τῆς ψυχῆς εἶναι τίθεν-
ται, συνιστάναι τῶν αἰσθητῶν τὴν κατάληψιν, καὶ διὰ τοῦτο ἀφοριζόμενος
τὸ αἰσθητὸν »τὸ δ' αὖ δόξῃ« φησὶν »μετ' αἰσθήσεως ἀλόγου περιληπτόν«.
10 τὰς πληγὰς οὖν τὰς ἀσυνέτους καὶ ἀγνώστους καὶ ἀφαντάστους † τὰς
πρὸς τῆς κατ' αὐτῆς τῆς δοξαστικῆς ψυχῆς συναρμόσας τοῦ γνωρίσματος
καὶ ἐν τοῖς φυτοῖς τιθεὶς εἰκότως αἰσθήσεως αὐτὰ μετέχειν λέγει· κεφα-
λαιοῖ δὲ τὸν λόγον εἰς τὸ τῆς ψυχῆς ἐκεῖνα μὴ μετέ(χειν) τῆς αὐτοκινήτου
καὶ δοξαστικῆς τε ὁμοῦ καὶ λογιστικῆς καὶ ὡς ἂν οἱ ἄλλοι φαί(ησαν) αἰσθη-
τικῆς τε καὶ ὁρμητικῆς, λέγων· »πάσχον γὰρ διατελεῖ« τὸ φυτὸν »πάντα,
στραφέντι δὲ αὐτῷ ἐν ἑαυτῷ περὶ αὐτό, τὴν μὲν ἔξωθεν παρωσαμένῳ κί-
νησιν τῇ δ' οἰκείᾳ χρησαμένῳ, τῶν αὐτοῦ ⟨τι⟩ λογίσασθαι κατιδόντι φύσει
11 οὐ παρέδωκεν ἡ γένεσις«. ταὐτὸ δ' ἄν τις εἴποι καὶ ἐπὶ τοῦ ἐμβρύου, καὶ
ἔτι γε μᾶλλον ⟨ὃ⟩ ἐπάγει περὶ τοῦ φυτοῦ, ἐπεὶ κἀκείνῳ ὡσαύτως πρόσ-

---

1 τιθά$\overset{σ}{σ}$εωσ P τὰ ausradirt P 3 τιθα$\overset{σ}{σ}$εία P 6. 7 ἐνέστηκεν ἡμῖν ὁ λόγοσ verbessert aus ἡμῖν ἐνέστηκε λόγοσ P 7. 8 ὡς ἑτέρως λεγομένης καὶ πλ. κ. π. ὑποκειμένης ψ. vermuthet K 8 ⟨μετ⟩έχειν K: ἔχειν P καὶ über der Zeile P 12 τῆς von sp. Hd. über der Zeile P 19 φησὶν] Tim. 28 A περιληπτόν P (vergl. Tim. 28 C. 52 A): δοξαστόν Pl. Tim. 28 A 20. 21 τὰς ⟨τῆς⟩ παθητικῆς καὶ αὖ τὰς τῆς δ. ψ. σ., τοῦ γνωρίσματός ⟨τι⟩ Diels: ἀφαντάστους τῆς τρίτης κατ' αὐτὸν τῆς δ. ψ. (VI 3. Tim. 71 A) σ. τῷ γνωρίσματι versucht K 21 αὐτῆσ geändert aus αὐτ.. P συναρμόσασ, letztes σ auf Ras. P 26 αὐτὸ P vergl. 39, 2 ἀπωσαμένῳ 39, 2 und Pl. 27 αὐτοῦ P ⟨τι⟩ 39, 3 und Pl. φύσει vergl. 39, 3 29 ⟨ὃ⟩ K

εστι· λέγει δέ· »διὸ δὴ ζῇ μὲν ἔστι τε οὐχ ἕτερον ζῷου, μόνιμον δὲ καὶ κατερριζωμένον πέπηγε διὰ τὸ τῆς ὑφ' ἑαυτοῦ κινήσεως ἐστερῆσθαι.« ἐρριζωμένον γὰρ καὶ τὸ ἔμβρυον ἐξ ὀμφαλοῦ μένει ἐντός, ζῷον μὲν [καὶ] ἀπὸ τοῦ ζῆν κληθέν, τῆς δ' αὐτοκινήτου ψυχῆς οὐδέπω μετέχον.

Ἀλλὰ κινεῖσθαί φασι τὰ ἔμβρυα μεταβατικῶς κατὰ τόπον θέρμης τε V
διαπύρου αἴσθησιν λαμβάνειν σκιρτῶντα ὅταν τῇ γαστρὶ τῆς μητρὸς ἐν
τοῖς βαλανείοις ὁ διάπυρος ἀὴρ ⟨περι⟩πέσῃ, οἱ δ' ἔτι γενναιότερον ἱστάμε-
νοι καὶ τὰς ἀτόπους ἐπιθυμίας, αἷς κατὰ τὸν καιρὸν τοῦ κύειν αἱ μητέρες
ἐνίσχονται οὔτ' οὖν πρότερον εἰς πεῖραν αὐτῶν ἀφιγμέναι οὔθ' ὅταν ἀπο-
τέκωσιν εἰς τὸ ὅμοιον αὐταῖς πάθος ἐμπίπτουσαι, τῶν ἐμβρύων εἶναι· δη-
λοῦν δὲ τὸ ἀποπιμπλάσας μὲν τὰς ἐπιθυμίας τίκτειν ἀβλαβῆ, μὴ τυχού-
σας δὲ τῶν ἐπιθυμητ[ικ]ῶν παράσημα τίκτειν καὶ τύπον φέροντα ἐν τῷ
σώματι τῆς τῶν ὀρεχθέντων ἐλλείψεως. μηνύειν τε οὐχ ἥκιστά φασι τὴν 3
τῆς ὁρμητικῆς μέθεξιν τοὺς τοκετούς· δύστοκα μὲν γὰρ εἶναι τὰ τεθνη-
κότα ὡς ἂν μὴ συνορμῶντα τῇ φύσει πρὸς τὴν ἔξοδον, ἀργότερα δὲ τὰ
θήλεα ὡς ἂν ὄντα βραδυκίνητα· οὐκ εἶναι δ' αὐτάρκη τὴν ὁρμὴν τῆς μη-
τρὸς ἐξῶσαι τὸ ἔμβρυον μὴ καὶ ὁρμῆς συνεκδιδομένης παρὰ τοῦ τικτομέ-
νου ἐπὶ τὰ ἐκτός. ἐγὼ δ' εἰ ἅπαξ ἐφ(εῖν)αι τοῖς λήροις χρή, συνευπορή- 4
σαιμ' ἂν αὐτοῖς εἰς τὸ καὶ συμφαντάζεσθαι καὶ συνδοξάζειν λέγειν τῇ μη-
τρὶ τὰ ἔμβρυα ὡς ἂν τῆς φανταστικῆς τε καὶ δοξαστικῆς μετέχοντα ψυ-
χῆς· ὡμολόγηται γὰρ ὡς πολλά τε τῶν ζῴων, ἀτὰρ δὴ καὶ (γ)υναῖκες ἐν
ταῖς ὀχείαις ὧν ἂν ἐκ τοῦ αὐτοῦ γένους τὰ εἴδη ταῖς φαντασίαις ἐγκολ-
f. 15v πίσωνται, ἐκείνοις ὁμοιότατα τίκτειν· διὸ καὶ εἰκόνας | πρὸς ἵππων τε καὶ
κυνῶν καὶ (περ)ιστερῶν (καὶ) μέντοι καὶ πρὸς γυ(ναικός) τι(ν)ος κάλλος
εἰδῶν ἠσκημένας τίθεμεν, ὡς ἐμβλεπούσας καὶ εἰς μνήμην ἀναλαμβανούσας
τὰ εἴδη τὰς ὀχευομένας τίκτειν τὰ παραπλήσια. ἕτοιμον οὖν κατηγορεῖν 5
ὡς οὐκ ἂν τοῦτο ἐγίγνετο, εἰ μὴ ψυχῆς φανταστικῆς ἦν μέτοχα τὰ σπέρ-
ματα· πῶς γὰρ ἄλλου φανταζομένου ἄλλο ἀμέτοχον φαντασίας κατὰ τὴν
τοῦ φανταζομένου ἐκινήθη διάθεσιν; ὅμοιον γὰρ ὡς εἰ καὶ σοῦ παθόντος

1 ζῇ verbessert aus ζῷον P   δὲ 39, 4 und Pl.: γὰρ P   3 [καὶ] K   4 nach κληθὲν ist τὸ ζῷον wiederholt, aber getilgt in P   6 λαμβάνειν K: λαμβάνει P   7 ⟨περι⟩πέσῃ K: πέσῃ P   γενναιότερον K: γενικώτερον P   8 καὶ, darüber κατὰ P   11. 12 τυχούσας M: τυχόντασ P   12 ἐπιθυμητῶν K: ἐπιθυμητικῶν P   13 ὀρεχθέντων, χ verbessert aus ξ P   17 τὸ] πρὸσ τὸ, ersteres getilgt P   συνεκδιδομένησ P: συνενδιδομένης? K vergl. συνενδόσεως XII 5, ἐνδίδωσι XVI 5   19. 20 τῇ μητρὶ M: τῆσ $\overline{μρσ}$ P   21 αὐτὰρ P   22 ὧν K: ὡσ P   23 τίκτειν so P vergl. Bonitz Ind. Aristot. 872ᵃ 6; Porph. in Cat. 140, 15f.   25 τίθεμεν vergl. Dionys. De imit. 17, 14ff. Us. Soran. 204, 18 R. Galen. XIV 253f. K.   ὡς K: αἶσ P   28 γὰρ ⟨ἂν⟩? K

ἐγὼ μὴ παθὼν ἔπασχον διὰ τὸ ἐν ταὐτῷ οἰκίσκῳ, εἰ δὲ βούλει δεσμῷ σὺν σοὶ περιέχεσθαι.

VI Ἀλλ' ἦν ταῦτά γε πάντα τῆς τοῦ λόγου δυνάμεως παρευρέσεις καὶ παραγωγὰς ἐξευπ(ορεῖν) ῥᾳδίως δυναμένης καὶ τῷ πιθανῷ εἰκότι ἐκκρούειν οἵας τε οὔσης καὶ τὴν ἀλήθειαν. αὐτίκα ἵν' ἀπὸ τῶν τελευταίων ἄρξωμαι, εἰ μὲν ἃ φανταζόμεθα εἰς τὰ αὐτῶν σώματα οἷοί τε ἦμεν ἀπομόργνυσθαι, καθ' ὃ ἤδη λόγος κρατεῖ τοὺς δαίμονας τὰ εἴδη τῶν φαντασμάτων εἰς τὸ συνὸν ἢ παρακείμενον αὐτοῖς ἀερῶδες πνεῦμα διαδεικνύναι χρῴζοντας μὲν οὐδαμῶς, ἀρρήτῳ δὲ τρόπῳ τὰς ἐμφάσεις τῆς φαντασίας ὥσπερ ἐν κατόπτρῳ τῷ περὶ αὐτοὺς ἀέρι διαδεικνύντας, ἐνεδέχετο εἰκάζειν τὴν φαντασίαν τῆς ἐνούσης ψυχῆς ἐν τῷ σπέρματι καθ' ἑαυτὴν διατυποῦν τὸ σῶμα· ἐπεὶ δὲ ἑαυτοὺς μὲν τοῦτο δρᾶν οὐκ ἐσμὲν οἷοί τε, ἄλλα δὲ κατὰ τὰς φαντασίας ὅσα ἐκτὸς ἦν τῆς ἡμετέρας οὐσίας διαμορφοῦν δυνάμεθα, μήποτε διὰ τοῦτο ψυχὴ μὲν ἰδία τοῦ ἐμβρύου οὐ δημιουργὸς τῆς εἰδοποιίας τοῦ ὑπ' αὐτήν, ἀλλ' οὐδὲ τοῦ οἰκείου σώματος ἡ τῆς μητρὸς ψυχή, τοῦ δ' ἐν αὐτῇ ἀλλοτρίου καὶ τῆς οὐσίας ἐκτός, εἴπερ δὴ κἂν τοῖς ἄλλοις τὰς
2 φαντασίας οἷά τε ἦν ἐν τοῖς ἐκτὸς ἀπομόργνυσθαι. ἰστέον γε μὴν κἀκεῖνο καὶ μᾶλλον ῥηθήσεσθαι μέλλον κατὰ Πλάτωνα· ἀεὶ γὰρ κατ' αὐτὸν τὰ ἀπὸ τῆς οὐσίας τινῶν γεννώμενα ὑποβέβηκε ⟨κατὰ⟩ δυνάμεις καὶ οὐσίας † ἄξια τῶν γεγεννηκότων, καὶ ἀδύνατον μὲν ὁμοούσια εἶναι τοῖς γεγεννηκόσιν, ἐπιπειθῆ ⟨δέ⟩ γέ πως τῶν τεκόντων γίγνεται καὶ ὑπ' ἐκείνων τελειοῦται. οὕτω γὰρ διάνοια γέννημα οὖσα νοῦ ὑποβέβηκε μὲν κατ' οὐσίαν ἀπὸ τοῦ γεννήσαντος αὐτὴν νοῦ, δύναται δ' ἐπιστρέφειν αὐτὴ πρὸς τὸν νοῦν καὶ συνιέναι τῶν αὐτοῦ, εἰ καὶ μὴ καθάπερ ὁ νοῦς τῆς ἀθρόας καὶ ἄνευ διεξόδου θίξεώς ἐστιν ἔμμοιρος· πάλιν ἡ ἀλογία ἡ τῷ λόγῳ συναφὴς γέννημα οὖσα τοῦ λόγου ἐστὶ μὲν κατ' οὐσίαν λογισμῶν ἄμοιρος, λέγεται δὲ κατὰ λόγον, καὶ κατὰ τὴν οἰκε(ίαν) οὐσίαν λογικῶς κινεῖσθαι ἀδύνατος οὖσα
3 ὑπὸ τοῦ λόγου τελειοῦται. τῆς δὴ ἀλογίας καὶ ὅλως τοῦ ἐπιθυμητικοῦ γέννημα οὖσα ἡ φυτικὴ κατὰ τὸν Πλάτωνα ὑποβέβηκε μὲν κατ' οὐσίαν ἀπὸ τῆς δοξαστικῆς τε καὶ φανταστικῆς ψυχῆς, διοικεῖσθαι δὲ δύναται

---

6 αὐτῶν P   8 χρῴζοντας K: χρώζοντα P   17 ἐκτὸς K: ἐντὸσ P   19 ⟨κατὰ⟩ K vergl. κατ' οὐσίαν Z. 22 und 29   20 ἄξια P: ἀπὸ M   21 ⟨δέ⟩ K   21. 22 τελειοῦται K: τελειοῦνται P   22 νοῦ K: εὖ P   25 ἔμμοιρος K (nicht belegt, aber auch sonst hergestellt z. B. von Kirchhoff Plot. IV 8, 6 [150, 18]): εὔμοιρος Kroll: ἄμοιροσ P   ἡ τῶι λόγωι wiederholt, das erste getilgt P   26 τοῦ λόγου K: τῶι λόγωι P vergl. XIV 3   28 τελειοῦται K: τελειουμένη P vergl. διαβεβαιούμενοι 39, 10   29 Πλάτωνα] vergl. IV 1

ὑπὸ τῆς φανταστικῆς καίπερ ἄμοιρος (οὖ)σα φαντασίας καὶ δόξης· οὕτως
γέ τοι καὶ τὰ φυτὰ παιδεύεσθαι ὑπὸ γεωργίας καὶ τ(ι)θασσεύεσθαι λέγε-
f. 16r ται, οὐχ ὅτι φαντασίᾳ ἐστὶ τῆς | τῶν γεωργούντων (φω)ν(ῆς δ)ε(κτ)ικά, ὅτι
δὲ ἄγεσθαι (οἷά τε ἦν) καὶ (κ)υβερνᾶσθαι ὑπὸ προηγητοῦ χειραγωγούμενα
τοῖς πάθεσι. θαυμαστὸν οὖν οὐδὲν τὴν τῆς θηλείας φυτικὴν συμφῦσαν τῇ 4
δυνάμει τοῦ σπέρματος, ἄγουσαν ἐπιπείθειαν [καὶ] τῷ φανταστικῷ τῆς μη-
τρικῆς ψυχῆς, παθεῖν τὸ εἶδος τοῦ κοινῇ φαντασθέντος. καὶ γὰρ ἐλέγομεν
ὡς τὸ μὲν πάθημα τὸ αἰσθητικὸν τοῦ π⟨αθητικ⟩ῶς ἔχοντος ἦν ἴδιον, ἡ δὲ
σύνεσις καὶ ἡ κατ' αὐτὸ γνώρισις τῆς αὐτοκινήτου ψυχῆς· τὸ δὲ τοῦ
πλαττομένου εἶδος κατὰ τὸ πάθος καὶ τὸ τύπωμα, οὐ κατὰ τὴν σύνεσιν
καὶ τὴν γνῶσιν.

Αἱ δὲ τοπικαὶ κινήσεις τοῖς ἐμβρύοις ἐρριζωμένοις κατὰ τὸν ὀμφαλὸν VII
πῶς ἂν εἶεν καθ' ὁρμὴν καὶ φαντασίαν, ἐοικυῖαι μᾶλλον ἐντέρων στροφαῖς
καὶ παλμοῖς μερῶν οἷς ἂν ἀποληφθῇ πνεῦμα; γίγνονται δὲ καὶ ἐν ἡμῖν μυ- 2
ρίαι τινῶν τοπικαὶ μεταβάσεις ἀφάνταστοι, οἷα δὴ καὶ ἡ τῆς τροφῆς εἶναι
παραδέδοται, ἣν δέχεται μὲν ἐν τοῖς ὀδοῦσι μετὰ συναισθήσεως ἄχρι λαι-
μο(ῦ ἡ) γαστήρ, τὸ δ' ἐντεῦθεν οὔ⟨τε⟩ πω⟨s⟩ πεττομένης καὶ τὸ μὲν χρή-
σιμον εἰς τὸ ἧπαρ ἀναδιδούσης τὸ δ' ἄχρηστον εἰς τὴν ἄλλην κοιλίαν καὶ
τὰ ἔντερα, οὔτε τὸ ἄχρηστον ὑγρὸν εἰς τὴν κύστιν παραπεμπ(ού)σης γίγνε-
ται συναίσθησις· οὐδ' αὖ τὴν ἐξαιματωθεῖσαν ἐν ἥπατι οὔθ' ὅπως εἰς καρ-
δίαν ἀναπέμπει ἡ φύσις, τὸ τρυγῶδες εἰς χολὴν διακρίνασα, ἐνῆν φαντασθῆ-
ναι οὔθ' ὅπως ἡ καρδία ταῖς φλεψὶν ἀναπέμπει, αἱ δ' ἀρδεύουσι τὴν σάρκα·
οὐδ' ὅπως σπερματοποιεῖταί τι τούτου μέρος ἀπολαβοῦσα, πολλαπλασιά-
ζουσα τοὺς ἑαυτῆς λόγους ἐν τῷ γιγνομένῳ, ἔστιν αἰσθέσθαι. ἀλλὰ πᾶσα(ι) 3
τοπικαὶ κινήσεις αὗται οὖσαι οὔτε καθ' ὁρμὴν οὔτε κατὰ φαντασίαν ἐκτε-
λοῦνται, ὡς οὐδὲ αἱ τῶν ἐμβρύων κινήσεις· καὶ αἱ ἡδοναὶ τοίνυν καὶ αἱ
λῦπαι διαχύσεις ἦσαν καὶ συστολαί, αἳ δὴ κἀν τοῖς φυτοῖς θεωροῦνται ἐκ
δίψης τε μαραινομένοις καὶ ἐκ τῆς προσφορᾶς τοῦ ὑγροῦ ἀναθάλλου(σιν).
ὡς οὖν καὶ διψᾶν λέγεται ταῦτα καὶ πάλιν κόρον ἴσχειν ἀφαντάστως, καὶ
ὥσπερ πρὸς ἥλιόν τινα τρέπεται καὶ συμπεριάγεται συμμεταφερόμενα
ταῖς κλίσεσι πρὸς τὰς ἐκείνου καμπάς, τὰ δὲ καὶ σχίζεται πρὸς τὴν

---

5 φυτικὴν συμφῦσαν Kroll: φυσικὴν σύμφυσιν P 6 ἐπιπείθειαν K: ἐπιπειθῆ geändert in -θεῖ P καὶ über der Zeile P 7 ἐλέγομεν] IV 8 ff. 8 π⟨αθητικῶ⟩s K: πῶσ P 17 οὔ⟨τε⟩ πω⟨s⟩ M: οὔπω P 20 und 22 οὔθ' ὅπως K: οὐδ' ὅπωσ P 20. 21 εἰς καρδίαν von sp. Hd. gestrichen P 26 ὡσ P: ὥστ'? K 29 διψᾶν so P vergl. Lobeck Phryn. S. 61; Veitch *Greek verbs* 4 S. 195 30 τρέπεται καὶ συμπεριάγεται K: τρέπεσθαι καὶ συμπεριάγεσθαι P

σελήνην καὶ διανοίγεται εἰς χάσματα μεγίστης διαστάσεως, τὰ δ' ἤδη καὶ πρὸς χάρακας ὥσπερ χεῖρας ἐκτείνει τὰς ἕλικας, οὑτωσὶ δὲ καὶ πρὸς τὰς θέρμας φυσικῶς τινα πάλλει.

VIII *Τὸ δὲ λέγειν ὀρέγεσθαι τὴν μητέρα ὧν δήπου καὶ τὰ ἔμβρυα παντε-*
λῶς ἦν ἠγνοηκότω(ν) τὰς ἐκ τῆς μήτρας καταλαμβανούσας τὰς κυούσας
συμφοράς· ἀλλ' ὥσπερ οὔτε ἐμεῖν ῥητέον τὰς κυούσ(ας) διὰ τὸ ἐμεῖν τὰ
κατὰ γαστρὸς οὔτε ναυτιᾶν διὰ τὰς τῶν ἐμβρύων ναυτίας, οὑτωσὶ δὲ οὐδὲ
κι(σ)σᾶν διὰ τὰς τῶν ἐμβρύων ἐπιθυμίας, τὸ δὲ πᾶν πάθος ἀναθετέον τῇ
κινήσει τῆς μήτρας, ἣ καὶ τὸ πάθος ἀπεργάζεται τῶν πληγῶν εἰς τὸ
2 *κυο(ύμεν)ον κατὰ τὰς τῶν ἐπιθυμιῶν ἐνδείας. ταύτην δ' ἀμέ(λει) καὶ καθ'*
ὁρμὴν οἴεται ἰδίαν κυβερνᾶσθαι καὶ ταύτῃ σχεδὸν τὴν ἴσην ἀνατίθησι δη-
μιουργίαν | τῇ ἐκ τοῦ πατρὸς διδομέν(ῃ) πρὸς τ(ὸ δη)μι(ο)υργού(μενον) μοίρᾳ· f. 16ᵛ
λ(έγε)ι δὲ κα(τ)ὰ λέξιν ἐν τῷ Τιμαίῳ ταῦτα· »τὸν τῆς ξυνουσίας ἔρωτα
θεοὶ ἐτεκτήναντο ζῷον τὸ μὲν ἐν ἡμῖν, τὸ δ' ἐν ταῖς γυναιξὶ συστήσαν-
τες ἔμψυχον.« λέγει δὲ ζῷα ἐν ἡμῖν, δι' ὧν αἱ γενέσεις, τό τε μόριον τὸ
τοῦ ἄρρενος καὶ τῆς γυναικὸς τὴν μήτραν, ζῷα δὲ οὐχ ὅτι ζῇ ὡς τὰ φυτὰ
μόνον, ἀλλ' ὅτι καὶ τῆς αὐτοκινήτου κατήκοα ψυχῆς· λέγει γὰρ τὸ περὶ
τὴν τῶν αἰδοίων φύσιν ἀπειθές τε καὶ αὐτοκρατὲς γεγονὸς οἷον ζῷον ἀνυπ-
ήκοον τοῦ λόγου πάντων δι' ἐπιθυμίας οἰστρῴδεις ἐπιχειρεῖν κρατεῖν. τὸ
γὰρ αὐτοκρατὲς δηλοῖ ὡς καὶ ὁρμῆς κατηκόου γιγνομένης αὐτῶν τῆς κινή-
σεως, καὶ δηλοῖ γε καὶ τὰ γιγνόμενα· φαντασίᾳ γὰρ ἄγεται, ᾗπερ καὶ
3 *τὰ ἄλλα τῆς ὁρμῆς κατήκοα μέρη. περὶ δὲ τῆς μήτρας τοιαῦτα γράφει*
Πλάτων· »αἱ δ' ἐν ταῖς γυναιξὶν αὖ μῆτραί τε καὶ ὑστέραι λεγόμεναι διὰ
τὰ αὐτὰ ταῦτα, ζῷον ἐπιθυμητικὸν ἐνὸν τῆς παιδοποιίας, ὅταν ἄκαρπον
περὶ τὴν ὥραν χρόνον πολὺν γίγνηται, χαλεπῶς ἀγανακτοῦν φέρει καὶ
πλανώμενον πάντῃ κατὰ τὸ σῶμα τὰς τοῦ πνεύματος διεξόδους ἀποφράτ-
τον ἀναπνεῖν οὐκ ἐῶν εἰς ἀπορίας τὰς ἐσχάτας ἐμβάλλει καὶ νόσους παν-
τοδαπὰς ἄλλας παρέχει, μέχριπερ ἂν ἑκατέρων ἡ ἐπιθυμία καὶ ὁ ἔρως ξυν-
αγαγόντες οἷον ἀπὸ δένδρων καρπὸν καταδρέψαντες ὡς εἰς ἄρουραν τὴν
μήτραν ἀόρατα ὑπὸ σμικρότητος καὶ ἀδιάπλαστα ζῷα κατασπείραντες καὶ
πάλιν διακρίναντες μεγάλα ἐντὸς ἐκθρέψωνται καὶ μετὰ τοῦτο εἰς φῶς
4 *ἀγαγόντες ζῴων ἀποτελέσωσι γένεσιν.« ζῷον οὖν ἐπιθυμητικὸν κατὰ τὸν*

---

1 *σελήνην*] ☾' P 3 *πάλλει* K: *πάλλειν* P 11 *οἴεται*] s. S. 13[2] 13 *Τιμαίῳ*] 91 A 13. 14 *θεοὶ* vor *τὸν* Pl. 13–32] s. Nachtrag 17 *λέγει*] Tim. 91 B 22 *μήτρας* M: *μρσ̅* P 23 *Πλάτων*] Tim. 91 BCD 24 *ταὐτὰ* Pl. 25 *περὶ* P: *παρὰ* Pl. 27 *ἀναπνέειν* P 28. 29 *ξυναγαγόντεσ* P: auch *ξυνδιαγ.* und *ἐξαγαγ.* Pl. 29 *καταδρέψαντεσ* P: auch *κᾳ̂τα δρέψαντες* Pl.

Πλάτωνα καὶ ἡ μήτρα, καὶ χαλεπῶς ἀγανακτοῦν καὶ πλανώμενον πάντῃ
κατὰ τὸ σῶμα· πῶς οὖν οὐκ αὐτὸ τὸ τῶν ἐπιθυμιῶν καὶ τῶν κινήσεων
αἴτιον, ὅτε καὶ ῥητῶς φησιν ὁ Πλάτων εἰς ἀπορίας τὰς ἐσχάτας ἐμβάλ-
λειν; καὶ ἀπὸ τῆς μήτρας ἄρα αἱ κίσσαι καὶ τῶν ἐμβρύων αἱ κινήσεις.
Αὔταρκες δὲ τοῖς ξυνιέναι δυναμένοις εἰς γνῶσιν τῆς τοῦ Πλάτωνος IX
δόξης τὸ τὸ σπέρμα εἰρῆσθαι ὑπ' αὐτοῦ οἷον ἀπὸ δένδρων καρπὸν (μ)ὲν δὴ
ἀποδρέπεσθαι τὰς ἐπιθυμητικὰς δυνάμεις τὰς ἐν τοῖς γεννητικοῖς μορίοις
τῶν γονέων καὶ τοῦτο ὥσπερ εἰς ἄρουραν τὴν μήτραν κατασπείρειν, εἰς
τὸ ⟨σα⟩φῶς γιγνώσκειν ὅτι φυτικὴ διοίκησις ἐν τῇ μήτρᾳ τῶν ἐμβρύων
κατὰ Πλάτωνα καὶ οὔπω τῆς αὐτοκινήτου ψυχῆς μέτοχα. ἀλλὰ πῶς, φα- 2
σίν, ἔφη ζῷα κατασπείρειν; οὗτοι δὲ μέγα παριέντες αὐτοὺς ἐξαπατῶσιν·
οὐ γὰρ ἁπλῶς ἔφη ζῷα κατασπείρειν, ἐνὸν καὶ εἰ οὕτως ἔφη ἀκούειν ὡς
τὰ φυτὰ μικρῷ πρόσθεν ἠκούομεν αὐτοῦ ζῷα λέγοντος, ἀλλὰ τί φησιν;
»ἀόρατα ὑπὸ σμικρότητος καὶ ἄπλαστα ζῷα κατασπείραντες«· τὸ δὲ ἄπλα-
στον οὐδέπω (ζῷ)ον· κἂν πλάσωνται δὲ καὶ ἐκθρέψωσιν, ἀλλὰ τὸ πλάσμα
f. 17r σώματος ἦν ἴδιον καὶ τὸ ἐκτρέφεσθαι ὑπὸ φυτικῆς δυνάμεως, | οὐ τῆς ἄλλης
ψυχῆς τ(ῆς) τε οὔσ(ης) κυρίως ζῴ(ου). »καὶ μ(ε)τὰ (τοῦ)το εἰς (φῶ)ς« φη-
σίν »ἀγαγόν(τες) ζῴων ἀποτελέσωσι γένεσιν«· ἀποτελοῦσι δὲ γένεσιν τῶν
δυναμένων γενέσθαι ζῴων. οὕτως τὴν ἐμψυχίαν τῆς αὐτοκινήτου ψυχῆς μετὰ
τὸ εἰς φῶς ἐκ τῆς μητρὸς προελθεῖν σαφῶς γιγνώσκων εὑρίσκεται Πλά-
των. ἀλλὰ πῶς, φασίν, ἔφη που τῆς ψυχῆς ἐπεξιὼν τὰς συμφορὰς »εἴγε 3
ἀπέκειτο καὶ τῶν κυουμένων γενέσθαι«; ἀγνοοῦσι δὲ οἱ λέγοντες ταῦτα
ὡς ἕτερον ἦν κυούμενον εἶναι καὶ ἕτερον τὸ »τῶν κυουμένων γενέσθαι«· τὸ
μὲν γὰρ αὐτό τι κυΐσκεσθαι λέγει, τὸ δ' ἐν τοῖς κυουμένοις εἰσοικίζεσθαι.
ὥσπερ οὖν εἴ τις λέγει συμφορὰν ψυχῆς εἶναι τὸ τῶν θνητῶν γενέσθαι,
οὐ θνητήν φησι γίγνεσθαι ἀλλ' ὅτι ἐν τοῖς θνητοῖς εἰσοικίζεται, οὕτω δή-
που χρὴ καὶ τὸ »τῶν κυουμένων« ἀκούειν ὅτι ἐν τῷ γένει τῶν κυουμένων
καὶ θνητῶν γίγνεται, ἀλλ' οὐχ ὅτι παρ' ὃν καιρὸν κυΐσκονται καὶ αὐτὴ
τούτοις συγκυΐσκεται. ὡσαύτως δὲ παρακούουσι κἂν [ἐν] τῷ Φαίδρῳ λέ- 4

---

3. 4 ἐμβάλλειν K: ἐμβάλλον P 5 Αὔταρκες K: αὐτάρκωσ P 6 τὸ vor τὸ gestrichen P 9 ⟨σα⟩φῶς Diels vergl. Z. 20: φανερῶς K: φῶσ P φυτικὴ ⟨ἡ⟩? K 11 αὐτοὺσ P 14 ἄπλαστα P und Hermippos S. 55, 6 (62, 15 Kroll-Viereck): ἀδιάπλαστα 44, 30 und Pl. 15 πλάσωνται K: πλάσσωνται P 18. 19 τῶν δυναμένων γενέσθαι ζῴων K: τὸ δυνάμενον γενέσθαι ζῶον P 21 ἔφη] wo? vergl. Epin. 973 D: ἐξ ἀρχῆς τὸ γενέσθαι χαλεπὸν ἅπαντι ζῴῳ· πρῶτον μὲν τὸ μετασχεῖν τῆς τῶν κυουμένων ἕξεως 29 κἂν [ἐν] K: κἂν ἐν P Φαίδρῳ] 248 D

*γοντος τὴν πλεῖστα ἰδοῦσαν ψυχὴν εἰς γονὴν ἰέναι ἀνδρὸς φιλοκάλου τι-
νὸς καὶ μουσικοῦ· γονὴν γὰρ οὐ τὸ σπέρμα, τὴν δὲ γένεσιν ἀκουστέον,
ἵν' ᾖ γένεσις τοῦ μέλλοντος ἔτι κυΐσκεσθαι ἀλλ' οὐ σπέρμα τοῦ σπερμαί-
νοντος. οὐ γὰρ ἀφικνεῖσθαι λέγει καὶ εἰσοικίζεσθαι εἴς τι(νος) φιλοκάλου
σπέρμα ἀλλ' εἰς γένεσιν ἀνδρὸς φιλοκάλου, ἵνα μὴ ὁ τίκτων ᾖ ὁ φιλόκα-*
5 *λος ἀλλ' ὁ γεννώμενος. ὅτι δὲ μετὰ τὴν τοῦ σώματος τελείωσιν εἰς φῶς
ἐξελθόντων ἀπὸ τῆς μητρὸς ἡ ψυχὴ κατὰ Πλάτωνα εἰσοικίζεται, λέγεται
μὲν κἀν τῷ Τιμαίῳ· ἐπὶ γὰρ ὅλῳ τῷ σώματι κατασκευασθέντι ἐπάγει
τὴν ψυχήν· ἀλλὰ κἀν τῷ Φαίδρῳ ὡσαύτως καὶ σχεδὸν πανταχοῦ ἐν οἷς
λέγει τὴν ψυχὴν λαμβανομένην τοῦ σώματος ζῷον τὸ συναμφότερον ἀπερ-
γάζεσθαι.*

X *Καὶ ἄνευ δὲ τοῦ Πλάτωνος αὐτὸ χρὴ καθ' αὐτὸ σκοπεῖσθαι τὸ γιγνό-
μενον ἐνθυμεῖσθαί τε μὴ παρέργως, εἰ μὴ πᾶσα ἡ τῶν ἐμβρύων γένεσις τῇ
τῶν φυτῶν ὡς ἔνι μάλιστα ἔοικε, τοῦ μὲν πατρὸς καθιέντος τὸ σπέρμα,
τῆς δὲ μητρὸς συμβαλλομένης εἰς τὴν ἔκθρεψιν οὐ μόνον γῆς τρόπον εἰς
χορηγίαν τῆς τροφῆς οὐδ' ὃν τρόπον κυηθεῖσι χορηγεῖ μόνον τὸ γάλα,
παραπλησίως δέ πως τοῖς ἐγκεντριζομένοις καὶ ἐνοφθαλμιζομένοις, συμφυο-
μένης τῷ σπέρματι ἐν τῇ μήτρᾳ δυνάμεως, ὑφ' ἧς τό τε ὑποκείμενον ἔχον
ἰδίαν φύσιν τό τε ἐνοφθαλμιζόμενον ἔχον τὴν οἰκείαν, κρᾶσίν τινα συνί-*
2 *στησιν εἰς μίαν τοῦ ἐνοφθαλμισθέντος φύσιν. ἡ μὲν οὖν διοίκησις τοῦ γεν-
νωμένου κατὰ τὸ ἐγκε(ν)τρισθὲν γίγνεται, ὅσα δὲ φύσει κάτωθεν, τὸ δε-
δεγμένον κατὰ τὴν ἑαυτοῦ διοικεῖ ταῦτα φύσιν· καὶ ποτὲ μὲν πλεονάζου-
σιν αἱ τοῦ ὑποκειμένου ποιότητες, ποτὲ δὲ τὸ πᾶν συναιροῦσιν αἱ τοῦ*
3 *ἐγκεντρισθέντος. ἡ μέντοι διοίκησις κἀν τοῖς φυτοῖς κἀν τῇ μήτρᾳ παρα-
πλησία φυτικῇ, εὐθὺς [ἢ] ἔμπηξιν ἔξωθεν ὑμενώδη (τῆς ἐν) τῷ σπέρματι
δυνάμεως περιβαλλούσης, ὥς φησιν Ἱπποκράτης, | καὶ οἷον ἐπὶ τῶν καρ-* f. 17ᵛ
*π(ῶν) τ(ὰ ἄν)θη κ(αὶ τὸ κέ)λυφ(ος) ἀποτελοῦσιν, ὃ γ(ίγ)νεται τ(ὸ) χόριον,
α(ὐ)λίσκον τε λ(επτ)ὸν ἐοικότα ἐντέρῳ ἐκ μέσου κ(α)τατεινούσης ῥίζης τρό-
πον ἢ μίσχου, ἐξ οὗ ἐκκρεμὲς ῥιζωθέν τ' ἀναπνεῖ τε καὶ τὴν τροφὴν μά-
λιστα χορηγεῖται τὸ ἔμβρυον, ὃν ὀμφαλὸν καλοῦσιν, ἀπό τε τῆς σφαιρο-
ειδοῦς περ(ιε)λίξεως τοῦ σπέρματος εἰς μήκη καὶ πλάτη ἐγειρούσης ἐκτὸς*

---

8 *Τιμαίῳ*] 43 A 9 *Φαίδρῳ*] 246 C 10 *λέγει*] s. zu *συναμφοτέρου* 34, 13 18 ⟨*τῆς*⟩ *ἐν*? K 21 *γίγνεται* K: *γίνεσθαι* P 25 [*ἢ*] K, viell. *καὶ* 26 *περιβαλλούσης* K s. Plot. II 9, 12 (201, 13) u. Hipp.: *παραβαλλούσησ* P *Ἱπποκρ.*] *Π. φύσ. παιδ.* 12 (VII 488, 13 ff. L.) *καὶ ἡ γονὴ ὑμενοῦται φυσωμένη· περιτέταται γὰρ ἀμφ' αὐτὴν τὸ ἔξωθεν συνεχὲς γινόμενον* 29 *ἢ μίσχου* M: *ἡμίσχου* P 30 *χορηγεῖται* geändert in *χορηγεῖ* P *τὸ ἔμβρυον* K: *τῶι ἐμβρύωι* P, am Rande *ζη*

ἄλλον ὑμένα ⟨ὃς⟩ γίγνεται τοῦ πλασσομένου τῶν ἐκτὸς κώλυμα, καὶ λοι-
πὸν μέχρι τῆς προόδου τὰ ἐντὸς πάντα πλασσούσης καὶ συμπησσούσης·
εἰ γοῦν ἐκ βίας ἄωρον τῆς μήτρας ἀποσπασθείη, κἂν ἐγγὺς τῶν τοκετῶν
ᾖ, ἀπαγῆ τὰ ἐντὸς ἔχον καὶ διαλυτὰ εὑρίσκεται, καίτοι τῆς πλάσεως προσ-
ούσης καὶ τῆς ἔξωθεν περιβολῆς πεπλεγμένης. ὁ δὴ πᾶς χρόνος ἐν τῇ 4
γαστρὶ εἴς τε τὴν πλάσιν καὶ τὴν πῆξιν ἀναλίσκεται, ἐοικὼς νεὼς κατα-
σκευῇ εἰς ἣν αὐτίκα δὴ μάλα ὅταν ἐκτελέσας αὐτὴν ὁ ναυπηγὸς εἰς τὴν
θάλασσαν καθελκύσῃ, ὁ κυβερνήτης εἰσοικίζεται· εἰ δέ μοι καὶ τὸν ναυ-
πηγὸν συνηρτημένον ἀεὶ ἐπινοήσαις τῇ νηὶ καὶ τῆς νεὼς μὴ ἀφιστάμενον,
⟨ἂν⟩ αὐτῆς ὁ κυβερνήτης ἐπιβῇ ἑλκυσθείσης ἐκ τῆς γῆς εἰς τὴν θάλατ-
ταν, τὴν εἰκόνα ἐμφερῆ τῆς κατὰ τὴν ζῳογονίαν ἕξεις συστάσεως, κατὰ
πολλὰ μὲν καὶ ἄλλα διαφερόντων τῶν τῆς φύσεως ἔργων τῶν τοῦ ναυ-
πηγοῦ δημιουργημάτων, οὐχ ἥκιστα δὲ καὶ ὅτι ὁ μὲν ναυπηγὸς χωρίζεσθαι
οἷός τε τοῦ δημιουργουμένου καὶ τοῦ κυβερνήτου, ἡ δὲ φύσις ὧν τε ποιεῖ
ἀχώριστος καὶ ἀεὶ † παρόλου εἰς τὰ αὐτῆς ἔργα ἐγγίγνεσθαι βούλεται.
διὸ καὶ προσχωρεῖ ἄλλοτε ἄλλοις αὐτὴ κυβερνήταις· ἕως μὲν γὰρ ἐν 5
τῷ πατρὶ τὸ σπέρμα, διοικεῖται ὑπό τε τῆς φυτικῆς τοῦ πατρὸς καὶ
συμπνεούσης τῆς ἄνωθεν τοῦ πατρὸς ψυχῆς τῇ φυτικῇ πρὸς τὰ ἔργα·
ὅταν δ' ἐκ τοῦ πατρὸς καταβληθῇ εἰς τὴν μητέρα, προσχωρεῖ τῇ φυτικῇ
τῆς μητρὸς καὶ τῇ ψυχῇ τῇ ταύτης, τοῦ προσχωρεῖν δέοντος ἀκούειν
οὐχ ὅτι συμφθείρεται οὐδ' ὡς τὰ κραθέντα ἀναστοιχειοῦται, ἀλλ' ὅτι τὴν
θείαν ἐκείνην κρᾶσιν καὶ παράδοξον καὶ τῶν ζωικῶν ἰδίαν δύναμιν διασῴζε-
ται, καὶ οὕτως ἑνοῦνται τοῖς ἐπιτηδείοις ὡς τῶν κιρναμένων τὰ συμφθει-
ρόμενα καὶ πάλιν οὕτως τὰς οἰκείας δυνάμεις σῴζουσιν ὡς τὰ ἄκρατα καὶ
καθ' ἑαυτὰ διακεκριμένα· ὃ καὶ τοῦ μὴ σώματα εἶναι μηδὲ διαθέσεσι σω-
μάτων τὰς οὐσίας αὐτῶν ἐνίσχεσθαι γίγνεται κατήγορον. ἀλλὰ περὶ μὲν 6
τῆς ἀσυμφθάρτου δι' ὅλων κράσεως ἕτοιμος ἐν ἄλλοις ἱεροῖς λόγοις τὸ
προσῆκον μέτρον ἀποδοῦναι· ὅταν δὲ μὴ † κατ' αὐτὴν τὴν τῆς μητρὸς οἰκο-
νομίαν, οὔτε μὴν ἡ μήτηρ στέγει τὸ κατὰ τὴν διάκρισιν ἀποκόψον τὴν

---

1 ⟨ὃς⟩ K 2 *συμπησσούσης* K vergl. Z. 6 und XVI 2 (*πλάσσειν καὶ πήσσειν*): *συμπεσσούσησ* P 4 *ἀπαγῆ* K: *ἀπάγει* P 5 *περιβολῆς* M: *παραβολῆσ* P 6. 7 *νεὼς κατασκευῇ* vergl. Hermipp. 55, 11 (62, 21); Einl. S. 20[2] 10 ⟨ἂν⟩ K 11 *ἕξεις* M: *ἕξει* P 15 *παρόλου* geändert aus *παρ' ''////λου* (= *ἄλλου*?) P 19 *τῆι φυτ. προσχ.*, aber corrigirt P 20 *δέοντοσ* geändert in *δεόντωσ* P 23 *κιρναμένων* verbessert aus *κριναμένων* P 25 *διαθέσεσι* K: *διαθέσειꟾ* P 27 *ἕτοιμος* »*bin ich bereit*« vergl. Heindorf zu Plat. Phaedr. 252 A *ἐν ἄλλοις ἱ. λ.*] s. S. 20f. 28 *μὴ κατ' αὐτὴν τὴν* P: *μη⟨κέτι ᾖ⟩ κατὰ τὴν*? K 29 *στε* (γ' über σ) geändert in *τε* (γ' über τ) (?) P

κρᾶσιν, φέρεται δὲ κἀκείνη θεσμοῖς φύσεως ἀπὸ σκότους εἰς φῶς, ἀπὸ ἐνύγρου καὶ ἐναίμου διαίτης εἰς ἐναέριον κύτος· κἀνταῦθα δὴ πάλιν εὐθὺς ἔχει ἔξωθεν τὸν κυβερνήτην παρόν(τα πρ)ονοίᾳ τῆς τὰ ὅλα διοικούσης ἀρχῆς, ἢ ἐρημ(ον) κυβερνήτου ἐπὶ τῶν ζῴων οὐδαμῶς τὴν φυτικὴν εἴασε γενέσθαι ψυχήν, ἀλλ' οἱ μὲν | πατέρες συνοῦσαν α(ὐτ)ὴν ἐπισχύουσι μόν(ον) f. 18r
πρὸς τὸ (ἔργον), ἡ δὲ (ἔ)ξωθεν πρὸς τὸ ἔργον τῆς μητρὸς ἐπισχύει ἐμπνέουσα καθάπερ ἐκεῖνοι καὶ κυβερνᾷ τὸ ἔργον καθάπερ (αἱ ἀ)ν(θρώπ)ιν(αι) ψυχαὶ τὰ τῶν οἰκείων φύσεων ἔργα.

XI Ἐμβαίνει δὲ ὁ κυβερνήτης εἰς φῶς πρ(οε)λθούσ(ης) τῆς φύσεως μετὰ τοῦ ἔργου ⟨οὐκ⟩ ἀναγκαζόμενος. καθάπερ δ' ἐν τοῖς θεάτροις (ἑώρ)α(κ)α, οἱ τὸν Προμηθέα μιμούμενοι κειμένου τοῦ πλάσματος τὴν ψυχὴν ποιεῖν ἀναγκάζονται (ε)ἰ(σ)δύνειν εἰς τὸ σῶμα, τῶν παλαιῶν ἴσως διὰ τοῦ μύθου οὐκ ἀνάγκην παραστῆσαι βουλομένων τῆς εἰσκρίσε(ως), ὅτι δὲ μετὰ τὴν κύησιν καὶ πλασθέντος τοῦ σώματος ἡ ἐμψύχωσις παριστάντων μόνον· ὃ δὴ καὶ ὁ τῶν Ἑβραίων θεολόγος σημαίνειν ἔοικεν, ὅταν πεπλασμένου τοῦ ἀνθρωπίνου σώματος (καὶ) ἀπειληφότος πᾶσαν τὴν σωματικὴν δημιουργίαν
2 ἐμφυσῆσαι τὸν θεὸν αὐτῷ εἰς ψυχὴν ζῶσαν λέγῃ τὸ πνεῦμα. οὔτ' οὖν ἀναγκαζομένη ἡ αὐτοκίνητος ψυχὴ εἴσεισιν εἰς τὰ σώματα οὔτ' ἔτι μᾶλλον ἐπιτηρο(ῦσ)α τὸ στόμα καὶ τὰς ῥῖνας, τὰ καταγέλαστα δὴ ταῦτα ἃ καὶ λέγων ἄν τις αἰσχύνοιτο, ἐφ' οἷς τινες τῶν Πλατωνικῶν σεμνύνονται· φυσικὴ γὰρ ἡ ἐμψύχωσις καὶ δι' ὅλου ἡ ἔξαψις κατὰ συμφωνίαν τῶν ἁρμοσθέντων πρὸς τὸ ἐναρμόσαι οἷόν τε. οὕτω γὰρ καὶ ὀφθαλμὸς ὁρᾷ οὐ κώνου μέχρις οὐρανοῦ διαταθέντος ἀπὸ τῆς κόρης οὐδὲ ἀκτίνων περιχύσεως εἰς τὸ ὁρατὸν γωνίας κλάσει ἀπεργασαμένης οὐδ' εἰδώλων ἐκρυέντων ἀπὸ τῶν ὁρωμένων εἰς τὸ ὁρῶν, τῷ δ' ἐπιτηδείως ἡρμόσθαι τὸ μὲν ὁρᾶν τὸ δ' ὁρᾶσθαι· οὕτω καὶ ὁ νάφθας ἀφθεὶς ἀφθέντι πυρὶ ἐξάπτεται οὐ διὰ τοῦ μεταξὺ τόπου, ὅταν μηδὲν ἐμποδίζῃ εἰς τὸ καὶ ἄνευ ἀφῆς τὰ ἡρμοσμένα συμπάσχειν ἀλλήλοις· ἕλκει δὲ καὶ ἡ μαγνῆτις λίθος κατὰ συγγένειαν φύ-

---

3. 4 τῆς τὰ ὅλα διοικούσης ἀρχῆς] vergl. Einl. S. 13 10 ⟨οὐκ⟩ K; vergl. Plot. IV 3, 13 13 ἀνάγκην K: ἀνάγκη P 15 ὁ τῶν Ἑβραίων θεολόγος] Gen. II 7 καὶ ἔπλασεν ὁ θεὸς τὸν ἄνθρωπον χοῦν ἀπὸ τῆς γῆς καὶ ἐνεφύσησεν εἰς τὸ πρόσωπον αὐτοῦ πνοὴν ζωῆς καὶ ἐγένετο ὁ ἄνθρωπος εἰς ψυχὴν ζῶσαν (vergl. Porph. De antro 10 [63, 12] und De abst. IV 14 [251, 11]); s. Hermipp. 57, 8 (65, 1) ff. 20 τινες τῶν Πλατωνικῶν] wer? vergl. Arist. De an. A 5. 410b 28 22 οὕτω γὰρ u. s. w.] vergl. Einl. S. 19 f. 23 κόνου P 24 κλάσει ἀπεργασαμένης K: κλ' (α) ἀπεργασάμενον P 26 νάφθας ⟨καὶ μὴ⟩ ἀφθεὶς ἀφθέντος πυρὸς Diels 27 ἄνευ ἀφῆς vergl. Porph. Sent. 6; Plot. IV 4, 32 (84, 17 ff.) 28 μαγνῆτις λίθος vergl. Porph. Ad Marcellam 20 (265, 8)

σει τὰ σιδήρια καὶ τὰ κάρφη, καὶ τὸ ἁρμοσθὲν πρὸς ψυχῆς κυβέρνησιν τὴν ἐπιτηδείαν ψυχὴν τῷ ἁρμοσθέντι, οὐδὲν οὔτε βουλήσεως οὔτ' ἐπιτηρήσεως οὔτε προαιρέσεως πρὸς τὴν παρουσίαν συμβαλλομένης, ὡς οὐδέν τι τούτων εἰς τὸ μὴ ἀπελθεῖν λυομένης τῆς ἁρμονίας ἐπεῖχεν. ὥσπερ οὖν 3
ἀναρμόστου γενομένου τοῦ ὀργανικοῦ σώματος, κἂν μυρία ἐπὶ μυρίοις τις καθιεὶς φράττῃ τὸ στόμα καὶ τὰς ῥῖνας καὶ τὰς ἄλλας ὀπὰς τοῦ σώματος, κἂν μένειν προαιρῆται καὶ βιάζηται καὶ ἱκετεύῃ, ἄπεισι φύσεως ἀνάγκῃ, ἣ τὸ ἀνάρμοστον συμφωνεῖν τῷ ἀναρμόστῳ οὐδαμῶς ἀπεκλήρωσεν, οὕτως ἐπιτηδείου γεγονότος πρὸς ὑποδοχὴν τοῦ σώματος πάρεστιν ἡ χρησομένη οὐδὲν δεηθεῖσα τοῦ κατ' ὀλίγον ἐμφύεσθαι ἢ ἀπό τινος μέρους εἰσκρίνεσθαι, ἐξαίφνης δὲ καὶ ἡ παρουσία καὶ ἡ διάλυσις, οὐχ ὁδεύσασα διὰ τοῦ γίγνεσθαι οὐδὲ διὰ τοῦ φθείρεσθαι παράτασιν λαβοῦσα, ὅνπερ τρόπον οὐδ' ἡ ἀστραπὴ διὰ τοῦ γίγνεσθαι κατ' ὀλίγον ὑφίσταται, ἀλλ' ἢ ἔστιν ἢ οὐκ ἔστι, τὴν τοῦ γίγνεσθαι καὶ φθείρεσθαι παράτασιν μὴ δεχομένη. οὐδ' [εἰ] ὥσπερ ὄρνεον διὰ θυρίδος εἰς οἰκίαν, οὕτως ἵπταται διὰ στόματος ἢ ῥινῶν ἡ ψυχὴ διὰ τοῦ ἀέρος πετομένη, ἀλλ' εἴτε διὰ τὸ εἶναι ἐγκόσμιος ἐφέλκοιτό τι σῶμα αἰθερῶδες ἢ πνευματῶδες ἢ ἀερῶδες ἢ καὶ ἐκ τούτ(ων τι)
f. 18v σύμμικτον εἴτε καὶ τούτων (ἄνε)υ οἷά τε ἦν | εἰς τὰ ζῷα τὰ ἔχοντα ἐπιτη(δε)ί(ως) ἔχε(ιν τὴν) παρου(σίαν), [καὶ] δι' ὅλου ἅμ(α) τοῦ ὑπ(οκ)ειμένου ἡ ἐμψύχωσις, ὡς αχρ. ι° ἡ τοῦ ἡλίου ἀνατο(λὴ) εἰς ἀκτῖνος διάδοσιν τὴν ἐκ περάτων τῆς γῆς εἰς τὰ πέρατα (κ)αὶ πᾶν τὸ ὑφ' ἡλίου ὁρώμενον. ὥσπερ δὲ αἱ συναρμοσθεῖσαι χορδαί, κἂν μακρὰν ἀλλήλων ἀπέχωσι, καρ- 4
φῶν ἐπιτεθέντων ἐπί τε αὐτὰς καὶ τὰς πλησίον — ἔστωσαν δὲ αἱ πλησί(ον) ἀ(σ)ύμφωνοι — μιᾶς τῶν συμφώνων κρουσθείσης ἀναπάλλονται καὶ τὰ κάρφη ἀποσείονται, ἠρεμουσῶν τῶν πλησίον καὶ ἀπαθῶν διὰ τὴν ἀσυμφωνίαν μενουσῶν, καὶ οὐδὲν ἐκώλυε τὸ διάστημα πρὸς τὴν τῶν συνηρμοσμένων ὁμοπάθειαν οὐδὲ ἠνάγκαζε τὸ πλησίον τὴν τῶν ἀσυμφώνων ἀσυμπάθειαν, οὕτω τὸ ἁρμοσθὲν ὀργανικὸν ζῷον πρὸς ἐπιτηδείαν ψυχὴν εὐθὺς ἔχει συμπαθῆ τὴν χρησομένην· τὸ συμπαθὲς δὲ πρὸς τοῦτο ἀλλὰ μὴ τοῦτο

---

7 προαιρῆται K: προήρηται P 9. 10 χρησομένη, ο verbessert aus ι P 11 ἐξαίφνης u. s. w. vergl. Hermipp. 57, 3 (64, 22) f. 12 παράτασιν K: παντάπασιν P vergl. Zeile 14; Porph. Qu. voc. 9, 18. 21 Busse; Comm. in Cat. 137, 27. 30 13 ἢ K: εἰ P 15 [εἰ] K ὥσπερ ὄρνεον] vergl. Hermipp. 55, 17 (62, 27) f. 16. 17 ἐφέλκοιτο] vergl. Zeller III 2^3 657 f. 19 [καὶ] Kroll 20 ἄρκιος Diels 22 χορδαί] vergl. XVI 6 und Plot. IV 4, 41 (96, 3 ff.); Vergleiche aus der Musik auch Porph. Sent. 19. Comm. in Cat. 120, 6 ff. 22. 23 κάρφων P 27 $\overset{ὸ}{τῶ}$ P

εἴτε αὐτὴ ἡ προβιοτὴ παρέσχεν ἢ καὶ τὸ ὅμοιον πρὸς τὸ ὅμοιον ἄγουσα
ἡ τοῦ παντὸς δίνησις.
XII Εἰ μὲν οὖν ἔχει τις δεικνύναι ἡρμοσμένον ἤδη τὸ σῶμα κατὰ τὴν ἐν-
τὸς ἀτέλειαν, ἀνάγκη συντίθεσθαι ἐντὸς γίγνεσθαι τὴν χρησομένην τῷ πρὸς
τὴν χρῆσιν ἐπιτηδείῳ· εἰ δὲ λέλυται μὲν κατὰ γαστρὸς ἔτι κυούμενον τὸ
σῶμα, χορδοποιοῦ δὲ ἔτι χρεία καὶ νε(υρο)στρόφου, οὐ τοῦ ψάλτου, τί
παρέντες σκοπεῖν τὰ γιγνόμενα εἰς παραλόγους ἀτοπίας αὐτοὺς παραβάλ-
λομεν, τῷ μὴ καθορᾶν παρὰ τὴν κύησιν τὴν ψυχὴν εἰσιοῦσαν δοξάζοντες
προκύπτειν τὰ ἔμβρυα ἤδη ταύτην προειληφότα; (ἃ ἡ)μ(εῖς) φαμεν οὐδὲ νοῦν
ἔχοντα ἐν τῇ τῶν παίδων ἡλικίᾳ καθορᾶ(σθαι)· καὶ γὰρ οὖν καὶ ὁ νοῦς
2 προϊ(ούσης) τῆς ἡλικίας εἰσκρίνεται. ἐγὼ δὲ τοῦτο οὐκ εἰς ἄτοπον ἀναδει-
ξάμενος συγχωρεῖν παραιτήσομαι, ἀλλὰ καὶ εἴ τι ἄλλο διαβεβαιοῦμαι, καὶ
τὸν Πλάτωνα τοῦ λόγου ἐπαγόμενος μάρτυρα καὶ σὺν τούτῳ γε Ἀριστο-
τέλην, ὡς ὀψὲ νοῦς ἀνθρώποι(ς) παραγίγνεται καὶ οὐδὲ πᾶσιν οὕτως, σπά-
3 νιος δὲ ὅτῳ ἐπιτηδεία ψυχὴ πρὸς νοῦ γίγνεται συνουσίαν. εἰ δὲ στρα-
φεῖσα εἰς ἑαυτὴν ψυχὴ εὑρίσκει τοῦτον παρόντα, οὐ δήπου διὰ τοῦτο καὶ
ἔχουσα ἀπ' ἀρχῆς εἰσεκρίθη· τὰ γὰρ μὴ τόπῳ κρατούμενα μηδὲ σωματι-
κῶς κατεχόμενα, ταῖς δ' ἐπιτηδειότησι τῶν δεχομένων καὶ ὁμοιότησι συμ-
φυόμενα οὐχ ὁ τόπος οὐδ' ὁ χρόνος οὐδὲ ἄλλη τις βία κατέχει, λύει δὲ
καὶ κωλύει ἡ ἀνεπιτηδειότης καὶ κρατεῖ καὶ συνάγει ἡ ἐπιτηδειότης, καὶ
ὅσῳ συμφωνεῖ τόσῳ κατέχει· διὸ καὶ ὁ γνοὺς τὸν θεὸν ἔχει τὸν θεὸν παρ-
όντα καὶ ὁ ἀγνοῶν τῷ πανταχοῦ παρόντι ἄπεστι. καὶ † οὐδὲ ὀσμή τις
μέμφ * * πόλων ἀφαιρεῖσθαι τὸν νοῦν, ὃν καὶ Πλάτων ἀγαπητὸν ὅτῳ
εἰς γῆρας ἀφικνεῖται λελόγισται καὶ πτερορρυούσας τὰς ψυχὰς ἀφικνεῖ-
σθαι εἰς τὴν γένεσιν, καὶ Ἀριστοτέλης θύραθεν ἐγγίγνεσθαι οἷς ἂν ἐγγέ-
νηται ἀπέδειξε· λογισμοὺς δὲ καὶ προαιρέσεις καὶ δόξας ἐκ πρώτης ἔχουσα
4 ψυχὴ ἀφικνεῖται, ἀτελὴς δ' ἔτι νηπιάζων ὁ ἄνθρωπος. καὶ οὐκ ἔστιν ἡ
κατὰ γαστρὸς ζωὴ ἐοικυῖα τῇ νηπίου πρὸς τὸν ἡβῶντα ἀτελείᾳ, παρηλ-

---

1 αὐτὴ P: αὐτῇ? K προβιοτὴ] s. Porph. bei Stob. II 8, 39 (163, 21 W.). 42 (168, 25) 2 ἡ τοῦ παντὸς δίνησις] s. Porph. ebenda (168, 15. 22) 7 αὐτοὺς P 9 (ἡ)μ(εῖς) φ^a von den Gegnern? s. Iambl. bei Stob. I 48, 8 (317, 21 W.) οὐδὲν οὖν P 11 εἰσ P: ὡς? K ἀνα corr. aus? P 13 Πλάτωνα] s. Z. 23 13. 14 ἀριστοτε^{λ}ʹ P s. De an. A 2. 404^b 6. Stob. I 48, 8 (318, 9 W.) 14 ὡς ὀψὲ — συνουσίαν] s. Hermipp. 55, 7 (62, 17) ff. 15 εἰ K: ἡ P 21 κατέ//////χει (etwa 4 Buchstaben getilgt) P 23 Nach μέμφ (so) hat P eine Lücke von 2 Buchstaben gelassen; Sinn: καὶ οὐ δέος μή τις μέμφηται τὸ τὰ παιδία (τῶν παίδων Kroll, τῶν ἀτελῶν Diels) ἀφαιρεῖσθαι K Πλάτων] Lach. 188 B? 24 πτερορρυούσας] Phaedr. 246 C. 248 C 25 Ἀριστοτέλης] De an. gen. B 3. 736^b 28 ἂν K: ἐὰν P

λαγμένη δὲ καὶ ἀλλοία. ξηρὰν μὲν γὰρ πρ(οϊόντ)ος τοῦ χρόνου τροφὴν
[δὴ] λήψ(εται), γάλακτι δὲ ἐν νηπιότητι τρέφεται, ἀλλ' οὔτε (τοῦ γένου)ς
f. 19r τῶν ἐδεσμάτων ἐκβ(έβηκ)ε τὸ γάλα, οὔτε δι' ἄλλου ἀλλὰ διὰ | στόματος
ἡ θρέ(ψ)ις· ἡ μέντοι κατὰ γαστρὸς (ἐστιν ἰδ)ία, καὶ οὐ διὰ στόματος, δι'
ἄλ(λου δέ,) εἴ [δέ] γε τοῦ ὀμφαλοῦ, ὅπερ ἦν φυτῶν μᾶλλον, οὐ ζῴων.
καὶ ἄσημα μὲν φθέγγεται καὶ ἀσύνετα ὁ νηπιάζων, ἀλλ' ὅμως τὰ λυποῦντα
διὰ φαντάσεων καὶ κλαυσμάτων ἐπισημαίνει· ἐν τούτοις δ' ἦν ἄφωνος ὁ
βίος καὶ ἀφάνταστος. τά τε ἄλλα, ἵνα μὴ τὰ αὐτὰ πάλιν ἀναγυμνῶμεν,
τῇ τῶν φυτῶν μᾶλλον ἢ τῇ τῶν ζῴων προσχωρεῖ διαζήσει κυουμένων ἔτι
τῶν ἐμβρύων ἡ ἔκθρεψις. τὸ μὲν οὖν λογικὸν ἔνεστί πως καὶ τοῖς βρέφε- 5
σιν, ὅ(τι) καὶ τὸ αἰσθητικὸν δι' οὗ κἀκεῖνο ἀνεγείρεται πρὸς ἐνέργειαν,
καὶ ὅμως πολλῆς τῆς ἐκ τῶν ⟨συ⟩ζώντων καὶ τῆς ἔξωθεν συνενδόσεως ἀπὸ
τοῦ ἤδη ἐνεργείᾳ λογικοῦ χρῄζει πρὸς τὴν εἰς τὸ ἐνεργεῖν ἄφιξιν. τοῦ δ'
αἰσθητικοῦ οὐδὲ ἴχνος ἐν τοῖς ἔτι κυουμένοις καὶ ὅτι οὐδὲ τὰ ὄργανα δι' ὧν
αἱ αἰσθήσεις οὐδ' οἱ τόποι οὐδὲ τὰ ἀποστήματα ἔνεισί πω. παλμοὶ δὲ οὐχ 6
ἧττους καὶ ἐν τοῖς ἐπικυήμασι, καὶ στροφαὶ οἷα δὴ ἐμβρύων καὶ ἐπὶ τού-
των, ὡς καὶ μαίας καὶ αὐτὰς τὰς ὠδινούσας πολλάκις πλανᾶσθαι, μὴ τῶν
ζῳογονουμένων ᾖ τὸ κινούμενον· τὰ δ' αὐτὰ κινήματα καὶ τοὺς παλμοὺς
καὶ τὸ λεγόμενον πάθος τοῦ μύ(λου) παρέχει, ὡς καὶ ἄδηλον ἄχρι πολλοῦ
γενέσθαι, μὴ καὶ ἔμβρυον ᾖ τὸ κινούμενον, ὑπερβάλλον δὲ τὸν χρόνον τῶν
κυουμένων ἠλέγχθη· συγκεχώρηται δὲ ἄψυχα εἶναι ταῦτα, φύσεως μέντοι
οὐκ ἄμοιρα, οἷα δὴ καὶ τὰ τέρατα, ἃ καίπερ ὄντα παρὰ φύσιν φύσεως
ἦν ἀστοχούσης τοῦ κατὰ λόγον γεννήματος. ἔνθα δὲ τῆς θρεπτικῆς ἦν 7
χρεία ἐνεργείας αὐξητικῆς τε καὶ πλαστικῆς, περιττὴ καὶ ἐμπόδιος ἡ τῆς
αἰσθητικῆς καὶ δοξαστικῆς δυνάμεως εἴσκρισις, ὅπου γε καὶ νῦν, εἰ μ⟨ὲν⟩ ἡ
φύσις ἐκθρέψει καὶ τὸ κατ' αὐτὴν ἔργον ἀνεμποδίστως περανεῖ, ἐμποδί-
ζεται ἡ αἴσθησις καὶ ὑπονοστεῖ κατὰ τοὺς ὕπνους, καὶ ὅσῳ ἀνόνειρος καὶ
ἀφάνταστος ὁ ὕπνος, τόσῳ μᾶλλον ἡ φύσις ἐνεργός, οἱ δ' ἄγρυπνοι καὶ
μεριμνηταὶ ἄτροφοι, ἐκκρουομένου τοῦ τῆς ἑτέρας ἔργου ὑπὸ τῶν ἐνερ-
γειῶν τῆς ἑτέρας. εἰ δὲ καὶ ἀπηχήματος αἰσθητικοῦ χρεία καὶ οἷον φωτὸς

---

2 [δὴ] Kroll 5 [δὲ] K ὅπερ K: εἴπερ P 7. 8 ὁ βίος καὶ K: καὶ ὁ βίοσ P 11 κἀκεῖνο K: κἀκεῖνα P 12 ⟨συ⟩ζώντων K: ζώντων P 16 ἐπικυήμασι] vergl. Hippokr. Περὶ ἐπικυήσιος (VIII 476 L.). Arist. De an. gen. Δ 5. 773b 13 ff. 19 μύλου] vergl. Soran. 330, 17 R. παρέχει K: παρέχειν P 23 κατὰ λόγον M: κατὰ λόγου P 25 δυνάμεως M: δύναμισ P μ⟨ὲν⟩ ἡ K: μὴ P

*ἔξω(θεν) ἡλίου ἀκτῖνος μὴ εἰσβαλλούσης, αὔταρκες τὸ ἐν ὑποκειμένῳ αἰσθη-
τικῷ τῷ τῆς μητρὸς ὄγκῳ τὴν δημιουργίαν συντελεῖσθαι.*

XIII *Ἀλλ' ὅτι μὲν οὐκ ἐνεργείᾳ ζῷον τὸ ἔμβρυον οὐδὲ ψυχῆς τῆς αὐτοκι-
νήτου ἐνεργείᾳ παρούσης μετέχον, αὐτάρκη καὶ ταῦτα δεικνύναι· ὅτι δὲ
μη⟨δὲ⟩ δυνάμει ἔμψυχον τοῦ δύναμει ἐξακουομένου ἐπὶ τοῦ ἀνειληφότος μὲν
τὴν ἕξιν ἡσυχάζοντος δὲ καὶ μὴ ἐνεργοῦντος, δεικνύναι ἀκόλουθον. τὸ τ(ὴν
ἕ)ξιν ἀναδεδεγμένον καὶ μὴ ἐνεργοῦν ἀλλ' ἐν τῇ δυνάμει ἡσυχάζον, τέλειον
γεγονὸς κατὰ τὸ εἶδος ἤρεμον μὲν ἦν· εἰ δ' ἀτελὲς εἴη κατὰ τὸ εἶδος, κατ-
ηγοροίη δέ τις αὐτοῦ τ(ὸ δυνάμει), ἐπὶ τὸ ἕτερον σημαινόμενον τοῦ δυνά-
μει μεταβαίνων, τὸ ⟨δὲ⟩ τεταγμένον κατὰ τὸ τέλειον εἶδος τοῦ δ(υνάμει
σ)ημαινόμενον καὶ μόνον ἐν ἡσυχίᾳ ἀνενέργητον | παραιτού(μενος) φαίνεται.* f. 19ᵛ
2 *οὕτω γὰ(ρ . . .)'ρει μὲν ὁ ἐπὶ τῆς κώπης ἀπ(ὸ) τῆς νεὼς ἐκβεβλημένης κατ-
ηγορῶν τὸ δυνάμει διὰ τὸ μὴ ἐρέττειν τὴν ναῦν τὸ καθ' ἕξιν μὲν τέλειον
δυνάμει, ἡσυχάζον (δ' ἀ)πὸ τῆς ἐνεργείας ἐν τῇ οἰκείᾳ δυνάμει σημαίνων
εὑρίσκεται· ὁ δ' ἐπὶ τῶν ξύλων τῶν πρὸς κώπης κατασκευὴν ἐπιτηδείων
τὸ δυνάμει τάττων, ἐφ' ὧν τὸ εἶδος τὸ τῆς κώπης οὔπω θεωρεῖται, δύ-
ναται δὲ γενέσθαι ὑπὸ τῆς τοῦ τέκτονος τέχνης, οὐδ' ὅλως μέν πω ἐνεῖ-
ναι τὸ τῆς κώπης εἶδος ὁμολογεῖ, δυνάμενον δὲ γενέσθαι τῇ τοῦ δυνάμει
σημαίνει προσηγορίᾳ, ὡς τοῦτο μὲν παρὰ τὸ δύνασθαι ἀναλαβεῖν τὴν δύ-
ναμιν, τὸ δὲ παρὰ τὸ μένειν ἐν τῇ δυνάμει ἐγγεγονυίᾳ ἤδη ἡσυχάζον δυ-*
3 *νάμει λέγεσθαι. ἐπεὶ τοίνυν ὁ καθεύδων ἀνενέργητός ἐστι τῶν κατὰ τὰς
αἰσθήσεις ἐνεργειῶν, ἀνενέργητον δὲ τούτων καὶ τὸ κυούμενον, σκεπτέον
εἰ τῷ ἡσυχάζοντι καὶ καθεύδοντι ἢ νὴ Δία γε τῷ κεκαρωμένῳ ἔοικεν ἢ τὸ
σπέρμα ἢ τὸ ἐκ τοῦ σπέρματος δημιουργούμενον, καὶ εἰ τῇ γε κώπῃ ἡσυ-
χαζούσῃ καὶ μὴ ἐρεττούσῃ ἀλλ' οὐχὶ τῷ ξύλῳ τῷ μηδέπω τὸ εἶδος τὸ*
4 *τῆς κώπης ἀναδεδεγμένῳ. καὶ μὴν τῷ γε τἀληθὲς σκοπουμένῳ (ἀ)τελὲς ἔτι
φανεῖται ἄχρι τοκετῶν τὸ ἔμβρυον· ἦν δὲ τὸ ζωικὸν σῶμα οὐχ ἡ (ἔ)ξω-
θεν πλάσις, οὐδέ γε τὸ εἶδος ἡ ἔξωθεν περικειμένη μορφή, ἀλλ' ἡ δι' ὅλου
(τ)ελειότης τοῦ πλάσματος, ἡ τελεία τῆς ἔξωθεν μορφῆς καὶ τῶν σπλάγ-
χνων καὶ τῶν (ἄ)λλων ἁπάντων, νεύρων τε καὶ ὀστῶν ἀρτηριῶν τε καὶ φλε-
βῶν, καὶ συμπάσης τῆς ὀργανοποιίας θεωρουμένη τελείωσις, καθάπερ ἐπὶ
τῶν ἀκροδρύων τὸ πεπανὸν (ἐ)πέχει τὸ τέλειον, πεπανὸν δὲ ἐν ἐμβρύοις*

---

1 *εἰσ* in *εἰσβαλλούσης* auf Rasur P *τὸ ἐν ὑποκειμένῳ* K: *τῶι ἐνυποκειμένωι* P 5 *μη⟨δὲ⟩* K: *μὴ* P *δυνάμει ἔμψ.* M: *δύναμιν ἔμψ.* P 8 *ἤρεμον* M: *ἔρημον* P [*μὲν*] Kroll: *μόνον* wie Z. 11? K 10 *μεταβαίνων* K: *μεταβαῖνον* P ⟨*δὲ*⟩ K 12 *. . .'ρει* P: *ἐν τριήρει* M, wozu aber der Raum nicht ausreicht 22 Vor *σκεπτέον* getilgtes *καὶ* P 29. 31 *τελεία .. τελείωσισ* so P

τὸ κατὰ φύσιν ἐκπῖπτον ἀπὸ τῆς μητρὸς ὡς ἀπὸ τῶν δένδρων τὰ ἀκρόδρυα. οὔπω ἄρα αἰσθητικὸν ὡς τὸ τὴν ἕξιν (δε)δεγμένον τὸ ἔμβρυον οὐδ' ἄρα δυνάμει οὑτωσί γε· οὐ ⟨γὰρ⟩ ἐν τοῖς ἀτελέστοις ὀργάνοις αἱ αἰσθητικαὶ (δυ)νάμεις ἔνεισί πω, ὡς οὐδ' ἐν τοῖς ξύλοις τῆς κώπης τὸ εἶδος. δυνάμει ἄρα αἰσθητικὸν καὶ ὀρεκτικὸν (καὶ) λογιστικὸν τὸ ἔμβρυον οὐχ ὡς τὸ δεδεγμένον καὶ ἡσυχάζον ἐν τῇ δυνάμει, ὅτι οὐδὲ καθεύδοντι (ἔ)οικεν, ἀλλ' ὡς τὸ δυνάμενον δέξασθαι καὶ ἔτι ἀτελές. ἔχεται δὲ τῆς δόξης ταύτης 6 καὶ (ὁ) Πλάτων, ὅταν τὴν ψυχὴν διαιρούμενος τὸ μὲν (ἡγε)μονικὸν αὐτῆς περὶ τὴν κεφαλὴν ἀπονέμῃ, (τ)ὸ ⟨δὲ⟩ θυμοειδὲς περὶ τὴν καρδίαν, τὸ δ' ἐπιθυμητικὸν περὶ τὸ ἧπαρ· ὅπου δ' οὔπω ⟨οὔτε⟩ κεφαλὴ (οὔ)τε καρδία οὔθ' ἧπαρ, πῶς ἐκεῖ (οἷ)όν τε χώραν ἔχειν τὴν ψυχὴν ἐγγίγνεσθαι; (εἰ) δ' οὐδὲν εἰκῇ οὔθ' ἡ φύσις οὔτ' ἔτι μᾶλλον ὁ θεὸς ποιεῖ, ἀλλ' ἕνεκά του πάντως [τινὸς ἕνεκα], λέγε πῶς ἂν παρέστησεν (ὄργαν)ον ᾧ μήπω χρῆσθαι δύναται ἐπιτηροῦσα τὸ μέλλον, αὐτάρκους μὲν τῆς φύσε(ως οὔσης πρ)ὸς τὴν f. 20r δημιουργίαν, ἱκανῶς δὲ καὶ τῆς μητρικῆς | ψυχῆς συνεργούσης (τῷ) κατασκευάσματι ἐμ(βρύου, ἀργ)ούσ(ης) δὲ πρὸς τὰ τῆς φύσεως ἔργα τῆς ἐνεργητικῆς αὐτοκινήτου ψυχῆς. ἦν δ' ἀμέλει καὶ τοῦτο ἀγνόημα τῶν συνεῖναι 7 μὴ δυναμένων, πῶς ἡ ψυχὴ πάρα τῷ σώματι καὶ πῶς πάλιν ἄπεστι, καὶ ὅτι οὐ τοπικὴ ἡ παρουσία τε καὶ ἀπουσία, κατὰ δὲ τὴν ἐπιτηδειότητα καὶ συναρμοστίαν ἤτ(οι) ἔν(εστιν) ἢ πάρεστί γε καὶ συμφωνεῖ ἢ ἄπεστι καὶ ἀνομολογεῖ. τὸ δ' οὐδέπω κατὰ τοὺς λόγους συνήρμοσται τοὺς τῆς φύσεως· πῶς οὖν πάρεστι τῷ μήπω ἁρμοσθέντι, ᾧ παρεῖναι ἄλλως οὐχ οἷα τε; κἂν γὰρ τόπῳ τις παρεῖναι συγχωρήσῃ, ἀλλὰ τῆς εἰς ζῳοποιίαν παρουσίας οὐ κατὰ τόπον γιγνομένης ἀλλὰ κατὰ συμφωνίαν σώματος ὀργανικοῦ καὶ τοῦ χρωμένου τῷ ὀργάνῳ, μήπω συμφωνεῖν διὰ τὸ ἀτελὲς οἷου τε ὄντος τοῦ ὀργάνου ἄπεστι τὸ χρησόμενον, κἂν ἑτέρως τις παρεῖναι συγχωρῇ.

Ναί, φασίν, ἀλλ' ὥσπερ ὀδόντων ἔχει λόγον τὸ σπέρμα, οὓς μετὰ XIV τὴν ἐξ ὠδίνων πρόοδον προβάλλει, καὶ ὡς γενείων γε καὶ σπέρματος καὶ καταμηνίων, οὑτωσὶ δὲ καὶ ὁρμῆς καὶ φαντασίας καὶ αἰσθήσεως λόγων ἐνόντων αἱ προβολαὶ μετὰ τὴν κύησιν. ὅτι δ' οἱ ταῦτα λέγοντες ἐκ μὲν τῆς 2

3 οὐ ⟨γὰρ⟩ K: οὐκ P   8 Πλάτων] Tim. 73 CD. 70 A. 70 D   9 κεφαλὴν, κεφ und λ auf Rasur P   ⟨δὲ⟩ K   10 ⟨οὔτε⟩ K   12 ἕνεκά του verbessert aus ἕνεκα τοῦ P   13 [τινὸσ ἕνεκα] K   παρέστησεν K: παρέστηκεν P   20 ἤτ(οι)] ἧτ P   21 συνήρμοσται K: συνηρμόσθαι P   24 παρουσίας M: παρούσησ P   26 χρησόμενον M: χρήσιμον P

ἐναργείας οὐδὲν διαφέρουσι βιαστικῶς, στοχασμοὺς δὲ καὶ εἰκότα, κἀκ τοῦ ⟨εἰ⟩ μὴ ἐν(εί)η, μηδ' ἂν μετὰ ταῦτα γενέσθαι νομίζειν πρόδηλον· ἀγνοοῦσι δὲ ὑπὸ φιλοτιμίας σπερ(μα)τικὴν ποιοῦντες τὴν ψυχὴν καὶ κρ(ε)ίττονα ἀποφαίνοντες τὴν φυτικὴν τῆς αὐτοκινήτου ψυχῆς. † ἄρα δὴ ταῦτα τῶν Στωικῶν ἀγνοήματα οἳ κάτωθεν ἄνω ἐστραμμένοι ἀπὸ τῶν χειρόνων ἐτόλμησαν γεννᾶν τὰ κρείττω, τὸ μὲν εἶναι καὶ τὴν οὐσίαν πᾶσιν ἐκ τῆς ὕλης δόντες, γέννημα δὲ ποιοῦντες ἕξεως μὲν τὴν φύσιν, φύσεως δὲ τὴν αἰσθητικήν τε καὶ ὁρμητικὴν ψυχήν, τούτων δ' αὖ πάλιν τὴν λογικὴν καὶ τῆς λογιστικῆς τὸν νοῦν, κινήσεων διαφοραῖς καὶ προσθήκαις κάτωθεν ἄνω πάντα γεννῶντες δέον ἄνωθεν κάτω καὶ ἀπὸ τοῦ κρείττονος προάγειν τὸ ἧττον, ὅτι πᾶν τὸ γεννῶν τῇ αὐτοῦ οὐσίᾳ χεῖρον ἑαυτοῦ πέφυκε γεννᾶν, οὐ κρεῖττον· καὶ διὰ τοῦτο ἡ ἐν ἡμῖν φυτικὴ χεῖρον ἐγέννα ἑαυτῆς τὸ σπέρμα ὡς ἂν ἐλλεῖπον τῇ κατ' ἐνέργειαν κινήσει, ἣν προσλαμβάνει ἀπό τε τῆς ἐν τῇ μητρὶ φύσεως καὶ ἀπὸ τοῦ περιέχοντος, τοῦ ἐνεργείᾳ προηγουμένου ἐν πᾶσι τοῦ δυνάμει.
4 *εἰ δὲ λόγοι μὲν ἐν τῷ σπέρματι φαντασίας καὶ ὁρμῆς, τούτους δὲ αὖθ(ι)s προάγει εἰς τὴν ἐνέργειαν ἡ φύσις, ὁ ἐπιπεσὼν ἀὴρ ὡς οἴεται Χρύσιππος ἅμα τ(ῇ) ἐξ ὠδίνων προόδῳ ἡ φύσις ἔσται κινηθεῖσα μεταβαλοῦσα εἰς ψυχήν, οὗ δὴ λόγου οὐκ ἂν ἄλλος γένοιτο ἀψυχότερος, ὅτι καὶ ἄθεος καὶ τὸ κρεῖττον ἀπὸ τοῦ χείρονος παράγειν ὑπομένων· εἰ δ' οὐκ ἔστι μὲν βλάστημα ἡ ψυχή, ἐνοῦσα δὲ ἐν τῷ σώματι κρατεῖται, πλασματῶδέ(ς τε) πᾶν καὶ τὸ τοιοῦτον τῆς κρατήσεως δρᾶμα καὶ | [καὶ] οὐδ(αμ)οῦ τῶν γιγ... ρίστ(..., π)άλιν δὲ ἀγνοούν(τω)ν ὅτι οὐχ ὡς* f. 20ᵛ *χειρὶ ἢ δεσμῷ ἢ ὡς ζωγρίῳ κ⟨ρατ⟩εῖται ἡ ψυχή· οὐδὲ γὰρ ὅλως ἡ ταύτης κράτησις σωματική, (ἀλλ)ὰ μόνον κατὰ τὴν ἐπιτηδειότητα, ὡς οὐδὲ πῦρ κρατεῖται δεσμῷ ἢ χειρί, ἀλλὰ μόνον κατὰ τὴν τῆς ὕλης ἐπιτηδειότητα.*

XV *Ὅτι δ' ἐπιτήδειον αἰσθάνεσθαι καὶ ὁρμᾶν καὶ φαντασιοῦσθαι τὸ προσηρτημένον μὲν τῇ μήτρᾳ κἀκείνῃ προσεχόμενον καὶ ὥσπερ διὰ ῥίζης τρεφόμενον διὰ τοῦ ὀμφαλοῦ, συμμεμυκότα δὲ ἔχον καὶ ἀτελῆ τὰ αἰσθητήρια*

---

1 *διαφέρουσι βιαστι* (mit übergeschriebenem *κ*) P: *προφέρουσι βιαστικόν?* K 2 ⟨*εἰ*⟩ K 4 *ἀποφαίνοντες* K: *ἀποφαίνονται* P *ἄρα* P: *ἔστι* Diels: *ἀλλὰ* K 5 *οἱ* P 7 *ποιοῦντες* K: *ποιοῦν(τ)αι* P *ἕξεως* K: *ἕξει* P *φύσεως* K: *φύσει* P 8 *λογικὴν κ. τ. λογιστικῆς* so P 9 *πάντα* über der Zeile P 10 *παράγειν?* K s. Z. 19 11 s. Einl. S. 15f. 15 *δὲ* Diels: *δὴ* P 17 *Χρύσιππος*] vergl. Plut. De Stoic. rep. 41, 1; Plot. IV 6, 8 (132, 23ff.); Porphyr. bei Euseb. Praep. ev. XV 11, 4; Tertull. De an. XXV 17. 18 *κινήσει* Kroll 18 *ψυχὴν* verbessert aus *φύσιν* P 18 *ψυχρότερος?* Wendland 19 *ἀπὸ* K: *ὑπὸ* P 22 *οὐχ ὡς* u. s. w.] vergl. Hermipp. 57, 4 (64, 23) ff. 23 *κ⟨ρατ⟩εῖται* K: *κεῖται* P 28 *συμμεμυκότα* M: *συμβεβηκότα* P

*καὶ τὰ σπλάγχνα ἀποκεκλεισμένων ἁπάντων τῶν πόρων ἐν ὑγρῷ ἐν ᾧ ὅτε
γένοιτο ζῷον ⟨ὂν⟩ ὕστερον ἀδύνατον σῴζεσθαι, δειξάτω τις μὴ ἄλλως
λῃρεῖν ἐθέλων. σιγῶ γὰρ ὅτι ἐν κινήσει γνωστικῇ τὴν οὐσίαν ἔχουσα ἡ* 2
*ψυχή, εἰ πάρεστιν, πάντως ᾧ πάρεστι γνωριστικὸν τοῦτο παρέχει, ἵνα
μή τις τοὺς κάρους καὶ τοὺς βαθεῖς ὕπνους δοκῇ τι λέγειν ἀγνοῶν ὡς καὶ
τότε μὲν φαντάζεται τὸ ζῷον, ἀμνημονεῖ δὲ μόνον τῶν φαντασμάτων, τὸ
δ' ἔμβρυον ἀμήχανον φαντάζεσθαι ὡς ἂν μηδ' ἐνεργῆσαν κατὰ τὴν αἴσθη-
σιν ἀφ' ἧς καὶ οἱ τύποι εἰς τὰς φαντασίας ἀναμάττονται. εἰ δὲ λέγοι* 3
*τις ὅτι ὡς μὲν καθ' ἑαυτὴν καὶ ἐν τῷ σπέρματι οὖσα ἡ ψ(υ)χὴ φαντα-
σιοῦται καὶ ὀρέγεται, ὡς δὲ ζῴου καὶ τοῦ σ(υν)αμφοτέρου [σώματος] ψυχ(ὴ)
οὐκέτι, ὅτι μηδὲ ἐκ ψυχῆς καὶ σπέρματος τὸ ζῷον ἀλλ' ἐκ ψυχῆς καὶ σώ-
ματος ὀργανικοῦ, οὐδὲν ἄλλο λέγει ἢ ὅτι οὐδέπω πάρεστι τῷ ἐμβρύῳ ᾧ
γε μήπω κοι(ν)οῖ τὰς καθ' ἑαυτὴν ἐνεργείας ἡ ψυχὴ καὶ οὗ δὴ οὐκ ἦσάν
που (αἱ ὁ)ρμαὶ καὶ φαντασί(αι αἱ δι' ἐκεί)νης. πάντες δὲ καὶ Πλάτων καὶ* 4
*ὅσοι καθ' ἑαυτὴν ἀπολείπουσι τὴν ψυχὴν καὶ (ἄν)ευ τοῦ ζωικοῦ τούτου
σώματος αἰσθήσεις τέ τινας καὶ ὀρέξεις οὐκ ἀπογιγνώσκουσι περὶ αὐτὴν
εἶναι καὶ δι' ὅλου γε αὐτήν φασιν ὁρᾶν † ὅτε δι' ὅλου ὀρέγεσθαι καὶ
οἰκειοῦσθαι, οὐ διὰ μερῶν τε καὶ ὀπῶν ἀφωρισμένων ὡς ὅταν ἐν τῷ ζωικῷ
τούτῳ γένηται σώματι, οὗ δὴ ἔτι ὄντος ἀτελοῦς ἐκείνην μὲν ἔχειν τὰς
καθ' ἑαυτὴν αἰσθήσεις, τὰς δὲ σὺν τῷ σώματι τελεί⟨ῳ⟩ ὄντι ποιεῖσθαι πῶς
οἷόν τε; ἀγνοοῦσί τε ὅτι οὐχ ὥσπερ πρὸς τὴν φυτικὴν αἱ ἐλλείψεις καὶ* 5
*οἱ πλεονασμοὶ οὐδὲν ἐμποδίζουσι τοῦ σώματος, ἀλλὰ καὶ τομῶν γιγνομέ-
νων καὶ ἀ(φ)αιρέσεων καὶ ὑπερσαρκώσεων οὐ πάνυ τι τὸ κατὰ τὴν φύσιν
ἔργον ἐμποδίζεται, οὑτ(ωσ)ὶ καὶ ⟨κατὰ⟩ τὰς ψυχικὰς δυνάμεις ἀδιαφορεῖ
τὰ ὄργανα· μικροῦ γοῦν ὑγροῦ γενομένης ὑποχύσεως οἴχεται ἐμποδισθὲν
τὸ ὁρατικὸν καὶ μικρᾶς χολῆς καταλαβ(ού)σης τὴν μήνιγγα τὸ φανταστι-
κὸν ἀλλοιοῦται καὶ ἐπὶ τῶν ἄλλων ὡσαύτως τὸ παρὰ (μ)ικρὸν μέγα εἰς*
f. 21r *ἐ(μπό)διον τῶν ψυχικῶν κινημάτων· τὸ | δ' ἔμβρυον ὅλον (π)ηλῷ ἔοικε μη-
δαμῶς στ(ερεῷ), ὕδατ(ι) οἴῳ (τε) ὄντι (παραβάλλεσθαι).*

Ἐχέτω τοίνυν ψυχήν, εἴ τις τὴν φυτικὴν δύναμιν ψυχὴν καλεῖν ἐθέ- XVI
*λοι, τὸ σπέρμα καὶ ἐχέτω γε ταύτην παρὰ τοῦ πατρὸς ἀπομερισθεῖσαν
ἢ γεννηθεῖσαν, ἐχέτω δὲ καὶ ἀπὸ τῆς μητρὸς ὕστερον ἢ τροφὴν ἢ καὶ*

---

2 ⟨ὂν⟩ K   4 ᾧ K: ὡσ P   6 μόνον K: μόνων P   8 ἧς K: ὧν P   10 [σώ-ματος] K (sollte viell. Correctur zu ζῴου sein)   17 ὅτε P: ὥστε? K   19 ἐκείνας Kroll   19 ἔχειν nämlich οἷόν τε, aus πῶς οἷόν τε zu entnehmen; vergl. συγχωρεῖν 33, 10   20 τε-λεί⟨ῳ⟩ ὄντι K: τέλειόν τι P   24 ⟨κατὰ⟩ K   30 καλεῖν, εῖν geändert aus? P

δύναμιν ἢ καὶ σύ(μ)πνοιαν τῆς θρεπτικῆς ταύτης καὶ αὐξητικῆς ψυχῆς —
τὴν γὰρ δὴ φυτικὴν δύναμιν ἔοικε καὶ ὁ Ἱπποκράτης κατὰ τὸ παλαιὸν
ἔθος ψυχὴν καλεῖν — τὴν μέντοι αὐτοκίνητον ψυχὴν οὐκ ἔνεστι δεῖξαι
ἐνοῦσαν ἐν τῷ σπέρματι ἢ ἔν γε τῷ ἐμβρύῳ, ὅτι οὐδὲ χρεία ταυτησί,
2 ληφθείσης εἰς τὸ ἔργον τῆς ἰδίας τοῦ σπέρματος φύσεως. ἐξ ἀλογίας γὰρ
ἡ εὐτονία, καὶ φύσεως χρεία εὐθ(ε)νουμένης τῇ μελλούσῃ εἰς τοσοῦτον
ὄγκον προάγειν καὶ πλάσσειν καὶ πήσσειν ἐν μησὶν ἐννέα † κενοῖ τὸ ἐλά-
χιστον ὑγρὸν οὐκ ἐμποδιζομένης· ἐμποδίζει δὲ τὰ τῆς ἑτέρας τῇ ἑτέρᾳ
προσιόντα εἰς εὐθενίαν. ὡς εὐγονία φύσεως ἀρετὴ ψυχῆς † καὶ ἀρετὴ
φύσις· εἰ μὲν ο(ὖ)ν καὶ ψυχῆς ἦν χρεία, ἔδει κατ' ἀρετὴν ἀσκεῖν τοὺς ἄρι-
(στ)α ποιήσειν μέλλοντας ἄνδρ(ας) καὶ γυναῖκας, ἀλλ' οὐχὶ σωμασκεῖν ὥσπερ
ἔθος· εἰ δὲ σωμασκεῖν μὲν εὐγονίᾳ φύσεως ἐπιτήδειον, ὁ δὲ σπουδαῖος, ὥς
πού τις ἔλεγε, κακὸς (α)ὐτουργὸς εἰς τέκνων βλάστησιν, οὐ ψυχῆς χρεία
εἰς τὰς τῶν ἐμβρύων γονὰς ἧς † ἴδρη ἀρετή, (ψυχ)ῆς (δὲ) ἧς αὕτη ἀλλό-
3 τριος τὴν οἰκείαν ἀκμὴν σῳζ(ούσ)ης. κεφάλαιον λέγω· εἰ μὲν σωματουργός
ἐστιν ἡ γνωριστικὴ ψυχὴ καὶ δι' αὐτῆς αὔξ(ομεν) καὶ τρεφόμεθα, πλασ-
σούσης (α)ὐτῆς καὶ τρεφούσης τὸ (σῶ)μα, συγχω(ρη)τέον ἀναγκαῖον εἶναι
καὶ τὴν κατ' ἰδίαν ἐν ἀπομερισμῷ· τῆς μητρικ(ῆς δὲ ψυχ)ῆς (ἀρκούσης) τῷ
σπέρματι πρὸς ὧνπερ ἡ χρεία τοῖς ἐμβρύοις — χρεία δὲ πλάττεσθαι (καὶ
τρέφεσ)θαι καὶ αὔξ(εσθαι) καὶ ζῆν γε οὕτως, ἀλλ' οὐ γνωριστικῶς —
4 αὐτάρκης ἡ (φ)υτ(ικὴ ψυχὴ) καὶ ἡ ἐν ζωτ(ικῇ) μήτρᾳ δημιουργία. τί οὖν
ταράσσομεν τὰ πράγματα ἀ(πορ)ίᾳ τοῦ πό(θεν κα)ὶ ἀπιστίᾳ τοῦ ὅτι ἔξω-
θεν ἥκει ἡ αὐτοκίνητος ψυχή, ὅτ(αν) † ἀπὸ τῆς μητρὸς μηκέτι μηδὲ
τὸ ἐν ᾧ κατὰ τὴν ἐκ τῆς μητρὸς ἐμψυχίαν διοικούμενον; τὸ γὰρ ἐλλεῖ-
(π)ον ἀπὸ τῆς μητρὸς (τ)ῇ φύσει ἀεὶ δεομένῃ ἐμπνεῖσθαι ἐξ αἰσθητικῆς δυ-
νάμεως δι(ὰ τὸ εἶ)ναι ὡς ἔφαμεν γέννημα αἰσθητικῆς ὀρέξεως καὶ ἐπιπειθὲς
αἰσθήσει, εἰ καὶ (αὐ)τὴ αἰσθήσεως ἄμοιρος, ὡς τὸ ἄλο(γον) τῆς ψυχῆς καί-
5 περ λογικῶς οὐχ οἷόν τε ὂν (ἐν)εργεῖν ὑπὸ λόγου ῥυθμίζεται. κα(τ)ὰ μέν-
τοι τὴν σω(ματικὴν) ἄλογον οὐσίαν τὸ ἐλλεῖπον τῆς συναρτήσε(ως) μ(ετ)ὰ

---

2 Ἱπποκράτης] z. B. Περὶ διαίτης I 25 (VI 496 L.) 4 χρεία M: χορεία P 6 εὐγονία? K s. Z. 9. 12 7 κενοῖ P: ἐκεῖνο? K 9 εὐθενίαν, über θ, wie es scheint, ein σ P εὐγονία φύσεως καὶ ἀρετὴ ψυχῆς· εἰ u. s. w. vermuthet K (die Verbesserung ἀρετὴ ψυχῆς ist in den Text gerathen), s. Nachtr. 12 ἐπιτήδειον K: ἐπιτήδειοσ P 13 τις] wer? κακὸσ geändert aus σοφὸσ P 14 ἴδρη P: ἴδιον ἡ? K 16 αὔξ(ομεν)] vergl. f. 23r 7 16. 17 πλασσούσης K: πασχούσησ P 23 Sinn etwa ὅταν ἀπίῃ τῆς μητρὸς τὸ ἔμβρυον μηκέτι μηδὲ κατὰ? K 25 δεομ^έ P 26 ἔφαμεν] VI 2. 3 29 σω.., ω unsicher

τὴν κ(ί)ησιν ἐνδίδωσί τε καὶ ἀποπίμπλησι τὸ πᾶν, ἰδίας ψυχῆς εὐθὺς παρ-
ούσης, ἥτις ἂν κ . . ʹ . . . ν ψυχῃ τῷ τεχθέντι γενομένῃ καὶ σύμφωνος τῷ
ἐπιτηδείως ἔχοντ(ι αὐτ)ὴν δέξασθαι (ὀργανικῷ σώ)ματι, καὶ τῶν Χαλ-
δαίων ῥεῦμα θεῖον ἐξ αἰῶνος νοητὸν (γενέ)σθαι φαμένων κ(ατὰ τὰ ἀνα)το-
f. 21v λικὰ μέρη | τοῦ (οὐρανοῦ,) ὃ (κι)νεῖ τ(ε) τὸν κ(όσμον) καὶ στρέφει καὶ πάντα
τὰ ἐ(ν) αὐτῷ ψυχὰς πέ(μ)π(ον) οἰκείας ζῳογονεῖ. πᾶσα οὖν μοῖρα γιγνο-
μένη περὶ τὸν ἀνατολικὸν τοῦτον τόπον, ὅς ἐστι ψυχῶν πύλη καὶ εἴσπνοια
τοῦ παντός, δυναμοῦται· λέγεται δὲ κέντρον καὶ ὡροσκόπος. καὶ τοῦ καθ'
ἓν ἀοράτου ῥεύματος ἤρτηται πᾶν τὸ προκύψαν ἐκ μητρὸς ἢ ἄλλως ἐπι-
τήδειον εἰς ζῳογονίαν, ἕλκον τὸ οἰκεῖον εἰς ζωότητα ῥεῦμα ἐξ αὐτοῦ ψυ-
χῆς — ⟨δι'⟩ ὃ καὶ ζωῆς τόπον λέγουσι τὸ ἀνατολικὸν τοῦτο κέντρον —
καθ' ὃν καιρὸν εἰς τὸν ἀέρα προύκυψε τῇ γέννῃ τῆς .φυτικῆς διοικήσεως
ἀποβληθὲν τὸ ἔμβρυον. κἀντεῦθεν καὶ γνώρισμα ποιοῦνται τῆς σπορᾶς,
οὐχ ὅτι καὶ τότε εἰσεκρίθη τὸ ζωτικὸν ῥεῦμα — πῶς γάρ, ὅ γε πρῶτον
τότε ἐψύχωσεν, ὅτε καὶ ἐξ ὠδίνων προύκυψε τὸ βρέφος; — ἀλλ' ὅτι διὰ
τοῦτο τούτῳ συνήρμοσε τὸ ῥεῦμα ὅτι ἐ(πι)τηδ(ε)ίως ἔσχε πρὸς τὸ δέξα-
σθαι, οὐκ ἂν δ' ἔσχεν ἐπιτηδείως, εἰ μὴ κατ' ἐκεῖνο καιροῦ ὁ θεμέλιος
αὐτοῦ κατεβλήθη. ἀλλ' ἐγὼ τούτων ἐμνήσθην οὐ πιστὰ πάντα τὰ τού- 6
των ἡγο(ύ)μενος δόγματα, δεικνὺς δὲ τὴν κοινὴν φορὰν σχεδὸν πάντων,
καθ' ἣν ἐκ παλαιῶν πεπίστευτο ἐμψυχία μετὰ τὴν ἐξ ὠδίνων πρό(κυψ)ιν
τῶν κυουμένων· καὶ χρὴ λογισάμ(ενον ὡ)ς τὸ πᾶν ἑ(αυ)τῷ τε καὶ τοῖς
ἑαυτοῦ μ(έ)ρε(σιν) ὁμολογεῖ, μὴ ἀπογιγνώσκειν ὅτι (καθ)άπερ ἐν φθ(ό)γ-
γοις ὁ προσλαμβανόμενος πρὸς μὲν τ(ὴν) μέσην ἡρμοσμένος σῴζει τὴν διὰ
πασῶν συμφων(ί)αν, (ἀ)νειμένος δὲ (ἢ καὶ ἐν)τεταμένος ἐκπίπτει (τ)οῦ δι-
πλασίονος λόγου, οὑτωσὶ καὶ τὸ σωμάτι(ον τοῦ ἐμβρύου κατὰ μ)ὲν (γα-
στρ)ὸς ὂν καὶ πρὸς ψυχὴν ἁρμοττόμενον, πρὶν μὲν ἀπολαβεῖν τὸν (ἱκανὸν
τρόπον τῆς πρὸς τὴν ψυχὴν ἁρμον)ίας, οὐκ ἔχει ταύτην, ἁρμοσθὲν δὲ
εὐθὺς ἔχει παροῦσαν τὴν χρησομένην (αὐτ)ῷ· (ἕ)ω(ς δ' ἂν ἐλλείπῃ ἡ) ἁ(ρ-
μον)ία, οὐ πάρεστι κἂν πλήρης ὁ κόσμος ψυχῶν ᾖ καὶ νεναγμένος. ὥσπερ 7

3.4 *Χαλδαίων*] vergl. Kroll De orac. Chald. S. 34 6 *μοῖρα*] vergl. Sext. Emp. Adv. math. V 5 (729, 21 B.); Porph. bei Stob. II 8, 42 (170, 6 W.) 8 *κέντρον καὶ ὡροσκόπος*] vergl. Sext. V 12. 13 (730 B.); Porph. De antro 29 11 ⟨*δι'*⟩ K 15. 16 *διὰ τοῦτο τούτῳ* K: *διὰ τούτου τοῦτο* P 17 *κατ' ἐκεῖνο καιροῦ*] vergl. Lobeck Phryn. ecl. S. 279 19 *κοινὰν* P 20 *πεπίστευτο*] vergl. *νενομοθέτητο* Porph. De abst. IV 22 (268, 20); *πεπείρατο* Vita Plot. 3 (5, 27); *πεφίλητο* 7 (13, 3); *κέκλητο* 17 (21, 21); *δέδοκτο* Sent. 15 (XXXIII, 10) 22 *καθάπερ ἐν φθ.*] s. zu 49, 22 28 *εὐθὺς* über der Zeile P 29 *νεναγμένος*] vergl. Kühner-Blass Gr. I 2, 490

γὰρ ἢ (ψύ)ξ(εως ἢ) θέρ(μης ἢ καί τιν)ος πλεονασμοῦ ἢ ἐλλείψεως χαλασάντων καὶ λυσάντων το(ῦ ὀφ)θαλμ(οῦ τ)ὴν (ἁρ)μονί(αν) πα(ραυτίκα ἡ) αἰσθητικὴ δύναμις οὐδὲ δυνάμει πάρεστι — δηλοῖ δ' ὁρῶν ὁ α .... ὡσ .... ὅ)τι θατέρῳ παρῆν ἡ ἁρμονία — τὸν αὐτὸν τρόπον καὶ ὅλ(ῳ τ)ῷ ὀργανι(κ)ῷ σ(ώματι ἄπεστιν ἡ) χρησομένη ἁρμοσθέντι, ἕως ἔτι ἀτελές ἐστι καὶ ἀνάρμοστον, (κ)ἂν (ὥσπ)ερ ἔφην κατ(α)π(επυκασμέ)ν(α
8 *πάντ') ᾖ ψυχαῖς. οὕτω γὰρ καὶ ἡμεῖς τοῦ παντὸς φέρε ταῖ(ς) ψυχαῖς πεπ(υ)κ(ασμένου) ἀμ(ή)χ(ανοι) τριῶν ἢ δυοῖν γενέσθαι ἐν διαίτῃ σῳζουσῶν τὸν οἰκεῖον λογισμὸν διὰ τὸ (πρὸς μίαν ἡρμό)σθαι, καὶ τῆς ἁρμονίας λυομένης τὸ σῶμα ἄλλων μὲν ψυχῶν ἐπιδεκτικὸν γίγνετ(αι οἷον εὐ)λῶν τε*
9 *καὶ σκωλήκων, τῆς δ' οἰκείας καὶ συμφώνου ἐχώρη(σεν). εἰ μὲν οὖν (τ)ῶν (ψυχ)ῶν ...... (μ)ὴ δι' ὅλ(ου κα)τεχώριζε τὴν δύναμιν, ἔξωθεν .. κἀξ ἐπι .... εύειν .... ὥσπερ ἀμέλει παύεσθαι δι' ὅλου | ἡ τεχνι-* f. 22
τεύουσα φύσις· εἰ δὲ δι' ὅλου, καὶ ἡ χρησομένη .... | πω γεγεννηκότος, πῶς ἂν αὐτῷ παρείη ἡ μὴ ἔξωθεν ἐφεστάναι (αὐτῷ καὶ) | τῷ ὅλῳ χρήσασθαι ὅταν ἤδη πεφυκὸς ὅλον ᾖ μ(όν)ως πε(φυκυῖα;

XVII *Εἰ δὲ) | μηδὲ ταῦτα πείθει, ὑποπτεύεις δὲ τῆς αὐτοκινήτου ψυχῆς καὶ οὐ τῆς θ(ρεπτικῆς τε) | καὶ αὐξητικῆς μέτοχα εἶναι τὰ ἔμβρυα φύσεως, ἀλλ' ἐγὼ κα(ὶ πρὸς τοῦτο εὐπο)|ρήσας οὔ φημι τῷ Πλάτωνι ἐκκεκλίσθαι τὴν ἔξωθεν τῶν (ψυχῶν εἰς τὰ σώματα) | εἴσκρισιν, ἀλλ' ἄδηλος μὲν ἔστω τοῦ πότε ὁ καιρός, ὅτι ⟨δ'⟩ οὔ(τε ὁ πατὴρ τὴν) | ψυχὴν ἐνδίδωσιν οὔτε ἡ μήτηρ, ὡς δή τι κ(αὶ) ἄλλο ἀγωνιεῖ(ται· δῆλον) | γὰρ ὡς εἰ μὴ ἐκ τῶν*
2 *γονέων ὅτι ἔξωθε(ν εἰσεκ)ρίθη. εἴτε (δὲ ἐν τῇ καταβολῇ) | τοῦ σπέρματος εἴτε ἐν τῇ διατυπώσει εἴτε ἐν ᾧ πρώτῳ (κατὰ τόπον ἐκι)|νήθη χρ(όν)ῳ (εἴ)τε ἐν τῇ ἐξ ὠδίνων προόδῳ, ἔστω εἰ βούλει ἀ(μφισβητήσιμον·) | ὅτι δ' οὐκ ἀποσπᾶται ψυχὴ ἐκ τῶν γον(έ)ων (ἡ γ)νωρι(στι)κὴ οὐδὲ μερίζετα(ι οὔτε ὡς) | τὰ ὁμοιομερῆ οὔτε ὡς τὰ ἀνομοιομερῆ, οὔ(τ' οὖν μ)ετ' ἐλαττ(ώσε)ως (τῶν παρεχόν)|των τὸ μέρος οὔτ' ἄ(νε)υ ἐλαττώσ(εως ὥ)σπερ αἱ (δυνάμεις, οὐκ ἀ)πέρ(αντον) διὰ τοιούτ(ων) π(είθειν) | τοὺς ἀπιστοῦντας· πρῶτα δὲ τὰ δυνάμενα ἐ(λέγχειν τ)οὺς ὑ ... τ(οῦ Πλά)τωνος ..... ένους τ(ίθε-*

---

4 ὅτι oder ἔτι? P 6 *κατ(α)π(επυκασμέ)ν(α)* M 10 *εὐλῶν*] vergl. Plot. IV 3, 4 (14, 21). 8 (19, 21 ff.) 11 *ἐχωρίσθη* Diels f. 22r Von hier an sind die Zeilen der Handschrift durch | bezeichnet 13. 14 *τεχνητεύουσα* P 21 ⟨δ'⟩ M 22. 23 *ὡς ... ὅτι*] Bonitz Ind. Arist. 872a 1 ff. Iambl. Protr. 11 (57, 17 Pist.) 28. 29 *δυνάμεις* vergl. 59, 28 und Porph. bei Stob. I 49, 25a (352, 24 W.) 29 *πρῶτα*] ἃ P 30 *ὑ(πὲρ) τ. Πλ. (μαχομ)ένους?*

μεν,) | οἳ δὴ ἑκόντες ἢ ἀγνοοῦντες οὐκ οἶδ' ὅπως τὴν τοῦ Π(λάτωνος δό-
ξαν τῆς ἀληθείας) παραπε(πτώκασιν.) | ἀπορήσειε γὰρ ἄν τις εἰκότως, πῶς 3
οὐ καθάπερ ἀ(πὸ πυροῦ πυρὸς καὶ ἐξ ἵππου ἵππος, οὑτωσὶ) | δὲ καὶ ἐξ ἀν-
θρώπου ἄνθρωπος, ἀλλ' ἐξ ἀνθρώπου ὄργανον (ἀνθρώπου γίγνεται· ἔστι
γὰρ ἡ) | φυτικὴ δύναμις ὄργανον ἀνθρώπου, ὁ δὲ ἄνθρωπος, ᾗ (ζῷον, συν-
αμφότερόν τί ἐστιν ἐκ σώματός τε καὶ) | ψυχῆς τῆς λογιστικῆς συνεστηκός·
ὅλως δὲ εἰ σ(π)έρμα (δυνάμει ἄνθρωπος, λέγομεν δ' ὅτι) | οὐκ ἔχει ψυχὴν δυ-
νάμει, πῶς ἂν εἴη σπέρμα ἄν(θρωπος δυνάμει ψυχῆς ἀμέτοχον ὄν;) | ἔπειτα 4
φήσουσι διπλᾶς ὁρᾶν τὰς γενέσεις (οὔσας, τὴν μὲν ἐξ ὁμοίων, τὴν δ' ἐξ ἀνο-
μοίων·) | ἐκ πυρὸς μὲν γὰρ τοῦδε τόδε ἐξαφθὲν ἐξ ὁμοίου, τ(ὸ δὲ γενόμενον
διὰ τῆς τῶν λίθων) | ἢ ναρθήκων παρατρίψεως ἢ καὶ ἀκτίνων εἰς λ(εῖα) κατ-
ερ(χομένων ἐξ ἀνομοίου τὴν αἰτίαν) | τῆς πυρώσεως ἔχειν· τὸ μὲν οὖν ἐκ
τοῦ ὁμο(ίου . .) ἐκ τῶν π . . . . | ἐπιτηδείων πρὸς (ἃ) γέ-
γονεν ἐπιτήδεια ταυ? . . . . | γίνεται ζῷα. καὶ ἐκ
(β)ορβό(ρου) καὶ σήψεων . . . .|περ καὶ τὰ ὑπη-
νέμια οὐκ ἐκ σπέρ(ματος) . . . . | ἰσχυρῶς
συγκαθήμενοι ἔξω(θεν) τ . . . . | . . . . .
f. 22v . . . . αι τ(ῆς φύσεως?) τὸ ὅμοιον ἐκ τοῦ ὁμοίου ἀν(αγκ)αζούσ(ης)
γεγονέν(αι. | ὥσπερ οὖν οὐκ ἄτοπ)ος ὁ τῆς θρυαλλίδος τὴν ἐκ πυρὸς 5
(ἔξαψιν) ἔξωθεν φάσκων γεγονέναι, | (ἐπειδὴ ἐκ τῆς τῶν λί)θων σ(υγ)κρού-
σεως ἔξωθεν ἦν, οὕτως καὶ ὁ τὰ ἐκ τῶν σπερμάτων γιγνόμενα ἐμ|(ψύ-
χων ὄντων τῶν π)ροϊέντων τὰ σπέρματα βίαιος ἔξωθεν ἡμᾶς ἀναπείθων
προσερ|(χομένην ἔχειν τὴν ἐμ)ψυχίαν ἐοικότως τ(οῖ)ς μὴ ἐκ σπερμάτων
γιγνομένοις· ἢ τίνος γοῦν ἕνεκα | (πλεονεκτεῖν φήσει τὴν) ἀνθρώπου φύ-
(σιν), εἴπερ ἡ σύστασις τῆς ἐμψυχίας τοιαύτη οἵα ἐπὶ σκω|(λήκων καὶ
εὐλῶν καὶ . . . .)νέμων ἢν συγχωρητέον γίγνεσθαι ἔξωθεν; |
(οὐ μὴν ἀλλὰ ζῷον γε)ννᾷ (ὁ ἄνθρωπος οὐ) σῶμα μόνον ἀλλὰ καὶ ψυχὴν 6
ἔχον, εἴτ' οὖν λόγους | (ἐθέλει τις αὐτὴν καλεῖν ε)ἴτε δυνά(μεις εἴ)τε μέρος

---

2 γὰρ ἄν corr. aus δ' ἄν P 3 ἀπὸ πυροῦ u. s. w.] vergl. Hermipp. 56, 28 (64, 16) ff. 5 ἡ P 20 (ἔξαψιν) M in P; vergl. Hermipp. 55, 29 (63, 14) πάντων δὲ ἀτοπώτατον, εἰ τὴν μὲν ἐκ πυρὸς τῆς θρυαλλίδος ἔξαψιν ἔξωθεν γενέσθαι οὐκ ἂν φαίημεν, ἐπειδὴ ἔξωθεν ἐκ τῆς τῶν λίθων συγκρούσεως τὴν ἔναυσιν ἔσχηκεν, ἐμψύχων δὲ ὄντων τῶν προϊέντων τὰ σπέρματα τὰ γινόμενα ἐξ αὐτῶν ἔξωθεν τὴν ἐμψύχωσιν ἔχειν δεξαίμεθ' ἄν; hiernach könnte man vermuthen (ὥσπερ οὖν ἄτοπ)ος ὁ . . ἔξωθεν ⟨μὴ⟩ φάσκων 23 προσέρ P, zweites ρ von M erneuert 26 ᾠῶν ὑπη)νέμων? 27 ἀλλὰ καὶ] vergl. Hermipp. 56, 30 (64. 19) καὶ μὴν ψυχὴν ὁ τεκὼν εἶχεν, δεῖ δὲ (δὴ Kroll) καὶ τὸ γενόμενον ἐξ αὐτοῦ ψυχὴν ἔχειν, ἣν εἴτε λόγους εἴτε δύναμιν ἐθέλει τις καλεῖν, οὐ διοίσομαι

εἴτε γένεσιν· ἴδιον δὲ τῶν σπερμάτων τὸ | (ἀεὶ ὁδῷ τινι) καὶ τάξει προβαίνειν καὶ τὸ τόδε μετὰ τόδε προάγειν, καὶ οὐκ ἐπεὶ | (μετὰ τὴν κύησιν) ὀδόντας φύει καὶ προελθόντος τοῦ χρόνου γένεια καὶ ἥβην, οὐκ ἐκ σπέρματος | (τὰ τοιαῦτα γεννᾶται·) καὶ τὸ (θρεπτικ)ῶς μὲν καὶ αὐξητικῶς κινεῖσθαι ἀπὸ σπερμάτων οἰ|(κείως γίγνεται, ἕως ἂν ἐν) γαστρὶ ᾖ, (αἰσθη)τ(ικῶς) δὲ ὅταν προκύψῃ καὶ πάλιν λογικῶς ὅταν | (προ)έ(λ)θῃ (κατὰ τὴν ἡλικίαν καὶ ὕστ)ερ(ον) ν(ο)ητικ(ῶς, κ)αὶ οὐδενὸς ἔξωθεν ψυχικοῦ ἐπεισ|(κριθέντος, ἀλλὰ καθά)περ (ἐν τῇ τῶν καρ)πῶν β(λαστήσει) πάντα ὁμοῦ συγκέχυται, καὶ εἴ | (τινες λόγ)οι (ἄλλῳ καιρῷ διακρίνο)νται, ὡς ἐν τῷ πυρῷ οἱ λόγοι τῆς καλάμης καὶ τοῦ φύλ|(λου καὶ τῆς ῥίζης ἥνωνται πρὶν) ταῦτα διακριθῆναι, ἀλλ' (ὅ)μως οἱ λόγοι οὐ τοῦ πυροῦ καὶ τῶν | ....

7 *...................... (καλ)άμ(ης) καὶ ὕστερον διακρίνονται. ὥσπερ | (γὰρ ἐν καρύᾳ ἄρτι προκυψάσῃ ὁ)μοῦ πάντα καὶ ἐν συνεχεῖ τε καὶ χλωρῷ ὄγκῳ, | (ὕστερον δὲ διακρίνεται τὸ λέπυρον τὸ ταύ)της καὶ τὸ ὑπὸ τὸ λέπυρον ὀστῶδες καὶ τοῦ ὑπὸ τὸ ὀστῶδες | (ὑμενίου καὶ αὐτοῦ τοῦ ἐν τῷ ὑμενίῳ) καρ(ποῦ) καὶ τῶν ἐντὸς διὰ τοῦ καρποῦ διερχομένων ὀστωδῶν | (κατὰ διαφόρους καιρούς, ἀεὶ δὲ ἔνεστιν ἐν τῷ κ)αρπῷ λόγος ὅλος τῆς καρύας, οὑτωσὶ δὲ ἐν τῷ σπέρματι πάντα | (μὲν ὁμοῦ συγκεχύσθαι φασὶν τὰ μόρια, ἐκ)κρίνεσθαί γε μὴν ἐκ τῆς συγχύσεως καὶ κατ' ἰδίαν ἀνα|(πλάττεσθαι) .... (ε)ἰσιόντα, ἀεὶ δὲ τὸ ἐπιτήδειον πρὸς τοὺς καιροὺς | (πρότερον τῶν ἄλλων ἀναγκ)αῖο(ν) δ(ιακεκρ)ίσθαι· διὸ χρείας πω μὴ οὔσης ἐν τῇ κυή|(σει ὁρμῆς καὶ φαντασίας ἡσυχάζειν ἐν τῷ) ὅλῳ (ὄ)γκῳ τοὺς λόγους τῶν δυνάμεων, καθά|(περ ἐν τῷ πυρῷ τοὺς λόγους τῆς καλάμης καὶ) τ(οῦ φύλλου, ἀε)ὶ δὲ εἰς τὰς χρείας συνομαρτεῖν*

XVIII *καὶ | (τοὺς καιροὺς τῆς προόδου ἑκάστης τῶν δυ)ν(ά)μεων. Ὅτι δὲ οὐκ ἔργον τῆς ἐν ἡμῖν | (φυτικῆς μόνης ψυχῆς ἐστι τὸ σπέρμα, ἀλλ)ὰ καὶ τῆς αἰσθητικῆς τε καὶ φανταστικῆς | καὶ τ(ῆς) ὁρμητικῆς, (δηλ)οῖ τ(ὸ) πρὸς* f. 23r

---

1. 2 *ὁδῷ — προβαίνειν*] vergl. Herm. 56, 14 (64, 1) f. 4 *καὶ τὸ* u. s. w.] vergl. Herm. 56, 16 (64, 3) *κινεῖται δὲ τὸ ζῷον πρῶτον μὲν θρεπτικῶς καὶ αὐξητικῶς οἰκείως τῷ σπέρματι, αἰσθητικῶς δὲ προκύψαν καὶ μετὰ μικρὸν λογικῶς· πάντα δὲ ἔχει δυνάμει ἐκ τῆς σπερματικῆς γονῆς καὶ οὐδενὸς εἰσκριθέντος ἔξωθεν*; Iambl. bei Stob. I 381, 6 ff. W. 8 *καθάπερ* u. s. w.] vergl. Herm. 56, 22 (64, 11) *καὶ ἐν τῇ τῶν καρπῶν δὲ βλαστήσει πάντα ὁμοῦ συγκέχυται, οἵ τε λόγοι καὶ αἱ δυνάμεις, καὶ αὖ ἐν τῷ πυρῷ οἱ λόγοι τῆς καλάμης τοῦ φλοιοῦ* (so) *καὶ τῆς ῥίζης ἥνωνται* 9 *εἴ* so P 11 *διακρι* with *θ* above P *οὐ* so P 17 *κ)αρ* with *π* above P 20 *ἀεὶ δὲ* u. s. w.] vergl. Herm. 56, 8 (63, 22) *ἀεὶ δὲ τὸ ἐπιτήδειον πρὸς τοὺς καιροὺς διακρίνεται πρότερον· διὸ χρείας πω μὴ οὔσης ἐν τῇ κυήσει ὁρμῆς καὶ φαντασίας, ἡσυχάζουσιν ἐν τῷ ὅλῳ ὄγκῳ οἱ τῶν δυνάμεων λόγοι*

φαντασίαν ἐγε(ίρεσθαι τὴν τοῦ σπ)έρματος (πρόεσιν καὶ τὸ) | ὅλον δι' ἁφῆς ἐκτελεῖσθαι καὶ ἡδ(ονῆς σωμ)ατ(ικῆς) καὶ (τὸ ἐξ αἰσθήσεών τινων) | οἷόν τε εἶναι καταφέρεσθαι τὸ σπέρμα· ἀρκεῖν γοῦν (φασι τὴν αἴσθησιν, ὡς ἐνίοτε ἐκ) | μόνης τῆς θέας τῶν ὡραίων ῥεῖν τοῦτο· καὶ τάς γε (ὀν)ειρατικ(ὰς φ)αν(τασίας τὰ μὲν ἄλ)|λα ἐᾶν ἀκίνητα, τὸ δὲ σπέρμα καὶ ἀπο(κρ)ί(ν)ειν. οὕτως ἄρα ἔργ(ον οὐ τῆς φυτικῆς μόνης,) | ἀλλὰ καὶ τῆς φανταστικῆς· εἰ δ' ἔργον τῆς θρ(επτικῆς τε καὶ αὐ)ξ(ητικῆς μόνης ἦν, εἰκὸς μὲν αὐτὸ) | ἔχειν καὶ τὴν τοῦ αὔξειν καὶ τρέφεσθαι (δύναμιν, οὐδαμῶς δὲ τῆς τοιαύτης ψυχῆς μόνης) | ἔργον ὂν παρ' αὐτῆς ἕξει καὶ τὴν τοῦ φαντα(σιοῦσθαι δύναμιν τὴν φαινομένην ἐν ταῖς) | ἀφροδισίοις φαντάσεσι καὶ ὀρέξεις (καὶ ὁρμὰς τὰς συνακολουθούσας ταύταις) | ταῖς φαντασίαις· πῶς οὖν οὐχὶ καὶ (τῆς φανταστικῆς τε καὶ ὁρμητικῆς αὐτοποίη)|τον ἔργον τὸ σπέρμα; μὴ δὴ θαυμάζωμ(εν) .... | μνημον(ευτ)ικ(ῆ?)s κἂν ταῖς ἐννοίαις κυβ(?ερν-) .... | τὰ γ(εν)νώμενα ἔρχεται προσειληφότ(α?) προ .... | σάμενα δέξασθαι. μέρος μὲν .... | τέλειον κἀπὶ τῶν φυτῶν τῶν ἀ .... (καρ)|ποφόρος κλάδος ἀποσπασθε(ὶς) .... οὐκ .... | ἀλλ' ἐν χρόνῳ κατ' ὀλίγο(ν) τελειούμενον ὁ (γὰρ?) .... | ἀλλὰ κατ' ὀλίγον ὡς τὸ ἀπό τινος μέρος .... | νομένων τῶν ψυχῶν, ἡ παρουσία τὸ λογικὸν ἐχ .... | εἰσκρίσεις· πόθεν οὕτως τελέαν ἔχουσι τὴν ἀ(φρ)οσύνην· τὸ γὰρ .... | μάται(ον?) τῆς αὐτῆς οὔσης· καὶ ὅταν εἰς πο(....)s ἐκκρίνα .... | ἔχωσι κἀνταῦθα τὸ τέλειον· τί δὲ κ(ω)λύει γε . ε΄ . ἐν . ῆς .... | ματώσεις κατορθοῦν· ἀλλ' ἦσαν καὶ α .... | τῶν γιγνομένων καταψεύδεσθαι· εὑρίσκει .... | μισήσει· ἤτε ἐκ τῶν τεθνεώ(τ)ων ε .... | κενὸς γὰρ ὁ φόβος, μὴ εἰς ἀπειρίαν .... | γένεσιν· οὐδ' ἦν ἱστορηκότων .... | νῶντο ψυχαὶ· καὶ ἐξῆσαν οὐκ .... | τόπῳ φυομένων εἰς τὸ τοσοῦτον ...

f. 23ᵛ .... | .... δεν δ' .... ' λόγων καὶ αἰσθησ. μόν .... | .... λυντ ... s δὲ λόγος ἰσχυρὸς

4. 5 (ὀν)ειρατικ(ὰσ) so P   8 αὔξειν καὶ τρέφεσθαι] vergl. 56, 16   22 τελέαν nur hier P

25 γενέσεως μὲν τῆς?   31 $\overset{\tau}{\text{εἰσ}}$ P

ὃς ὁμοούσ . . . τὴν λογικ . . . | . . . . ͡. ζῴων ἵνα (κ)αὶ τὰς γενέσεις ἐπαλλάττωσι· πόθεν δὲ ὅτι ε(?). | . . . . ἡ δύναμι(ς τῆς αἰσθ)ητικῆς τε καὶ ἐπιθυμητικῆς ψυχῆς δι' ἧς κυβερνᾶται | . . . . ματων . . . . στικ . . . . αἰσθητική τε καὶ ὀρεκτική, ἐκ σπερμάτων | . . . . $\overline{\pi\rho\iota}$ . . . πόθεν εἰ μὴ καὶ τὸ ἔθος ἐκεῖ(θεν) ἦν | . . . .'που αἱ ὁμοιότητες οὐχὶ κατηγο(ροῦ)σι τοῦ | . . . . αἱ ἐκ τῆς φυτικῆς τῆς ἐνδοθείσης ἐκ τοῦ πατρὸς | . . . .'που γε οὐ(?) διὰ τὴν ἀνομοιότητα, οὐδὲ τὸ φυτικὸν | . . . . οιότητ(ος?)· ἡ δ' ὁμοιότης αἰτ(ίαν) μ(ε)γ(άλην) ἔχει | . . . . ͡ δείξαντι τὰς ψυχὰς ἀθανά(τους) κ(αὶ) μὴ | . . . . λον· ἀλλ' ἡμεῖς γε φασὶ τὰς . . . . | . . . . ὃς ἱκανὸς ἦν παρακρούειν. οὐ π . θ . . . . ῃ | . . . . εἶν(. . εἰ)ς ἀπορίαν περιβάλλειν τοὺς ἀκούον(τας) | . . . . (α)ὐτῶν πρὸς τὰ λεγόμενα ἀμηχα(νοποιεῖ?) | . . . . (τ)ῶν πραγμάτων ποιεῖσθαι ἐναργείας . | . . . . μὴ (φ)θείρωνται, οὐκ ἀναγκαία ἡ ἐξ | . . . . τὴν ἀπειρίαν αὐτῶν μὴ εὐλαβηθέντ(α?) . ἢ | . . . . γ(ε)ννᾶσθαι λέγουσι(?). μὴ δὲ ἐκ τοῦ ὁμοίου τὸ ὅμοιον | . . . . ωθεν τεμάχιον προστίθεται. ἡ δὲ . . . . στ . . . | . . . . (ἐρ)γαζ(. . . οὐ)δ' ἔχει παρόν· οὐδὲ γὰρ ὑφάντης ἢ ὑποδη|(ματοποιὸς ἐργάσασθαί τι ἐπιχειρήσ)αιτ' ἂν μὴ γνοὺς πρότερον ὃ ποιεῖν (μ)έλλει καὶ | . . . . (πα)ρόντα τοῦτον. δι' αὐτοῦ γὰρ, οὐ δι' ἑαυτῆς γνοίη (ἂ)ν | . . . . (Χρ)υσίππου· τὴν τοῦ ἀέρος προσβολὴν φα(μένου) | . . . . ἀδύνατον ἡγούμενος τὴν τοιαύτην ἔγερσιν | . . . . δὲ πυρὸς ἐν δαλῷ φωλεύοντος πιστεύειν | . . . . (ἀνεγεί)ρειν τὴν φλόγα ὡς εἴ γε μὴ ἐπὶ τῶν | . . . . τις· ἢ φυσῶν τίς ἐξ ἄνθρ(ακος) | . . . . ἄνθρακος φλόγα. πολλοῖς γὰρ |

5 ἔθος] vergl. Herm. 55, 21 (63, 5) τὰ ἤθη τῶν φυσάντων τὰ γενόμενα ἀναμάττεται 6 ὁμοιότητες] vergl. 36, 1 20 τε μαχιον P 21 ὑφαντὴσ P 24 Χρυσίππου] vergl. 54, 15 ff. 26. 27 πυρὸς ἐν δ. φ.] vergl. Herm. 56, 5 (63, 19) ὅλως τε οὐδ' ἰδεῖν μοι δοκοῦσι πῦρ ἐν δαλῷ φωλεῦον καὶ μένον τὴν τοῦ ἔξωθεν ἀέρος προσβολὴν (s. Z. 24) ἀναρριπίσουσαν καὶ ἀνεγεροῦσαν τὴν φλόγα.

Wortverzeichniſs.

Die mit * bezeichneten Wörter fehlen in den Wörterbüchern.
Die in [ ] eingeschlossenen Zahlen beziehen sich auf die Einleitung.

Namenverzeichnifs.

Nachträge und Berichtigungen.

4^3 Der Plural des Praedicats steht auch nach *τὰ ἄνθη καὶ τὸ κέλυφος* 46, 27, wo aber vielleicht *ἀποτελούσης* zu schreiben ist.

15^1 *περίχυσις* findet sich auch in einer hermetischen Schrift Stob. I 471, 12 W.

16, 6 v. u. l. *σπέρματι* st. *σώματι*

27 rechts, 19 *μυρίον ὄχλον* V

31, 3. 4: Die zahlreichen Schlimmbesserungen auf S. 33—39, welche ich vom Text ferngehalten habe, scheinen alle von späterer Hand zu sein; man erkennt sie namentlich daran, daſs die Tinte des Correctors durchschlägt.

34, 2 *ἤ* vor *φωλείᾳ* aus *ἡ* corr. P

3 *οὔπω*, *ου* und *ω* auf Rasur P

21 *ἤ*] *ἦ* P

26 *Πυθαγόρου*] vergl. auch Alex. Polyhist. bei Diog. VIII 28 f. Zeller III 2^3 89 f. 96.

35, 9 Anm. lies *μήν* st. *μὲν*

36, 2 *ἐκ* vor *τοῦ* ist vielleicht zu tilgen.

38, 14 *ἀλλ' ὅμως*] nahe liegt *ἀλλὰ μόνον* K (vergl. Vahlen zu Arist. Poetik ^{3} S. 114*) oder *ἀλλὰ μόνως* Kroll.

42, 19 *ὑποβέβηκε δυνάμεως καὶ οὐσίας ἀξίᾳ τῶν γεγεννηκότων*? K

26 *λέγεται*] *ἄγεται*? K vergl. 37, 29. 43, 4. 44, 21 und 56, 27 *τὸ ἄλογον .. ὑπὸ λόγου ῥυθμίζεται*

43, 23 *τούτου* näml. *τοῦ αἵματος*, welches aus *τὴν ἐξαιματωθεῖσαν* (*τροφήν*, Z. 20) zu entnehmen ist.

44, 13—32 ist offenbar benutzt von Johannes Philoponos (oder vielmehr Michael v. Ephesos s. Fabricius-Harless, Bibl. Gr. X 647^y) im Commentar zu Arist. De gen. an. fol. 19^r 1 (Venet. 1526) *γράφει γὰρ* (näml. *ὁ Πλάτων ἐν τῷ Τιμαίῳ*) *κατὰ λέξιν ταῦτα· »τὸν τῆς συνουσίας ἔρωτα οἱ θεοὶ — ἔμψυχον«· ὥστε ζῷα ἐν ἡμῖν λέγει, δι' ὧν αἱ γενέσεις, τό τε μόριον τοῦ ἄρρενος καὶ τῆς γυναικὸς τὴν μήτραν, ζῷα δὲ οὐχ ὅτι ζῶσι μόνον, ἀλλ' ὅτι καὶ* (so Paris. 1921) *κατήκοα τῆς αὐτοκινήτου κατ' ἐκεῖνον ψυχῆς· λέγει γάρ· »τὸ περὶ τὴν τῶν αἰδοίων φύσιν — ἐπιχειρεῖ κρατεῖν.« περὶ δὲ τῆς μήτρας ὅτι τε ζῷόν ἐστι καὶ αὕτη καὶ τὰ ἀπὸ τοῦ πατρὸς ἐξερχόμενα μόρια, ταῦτα πάλιν λέγει Πλάτων· »αἱ δ' ἐν ταῖς γυναιξὶν αὖ μῆτραι — ζῴων ἀποτελέσωσι γένεσιν.«*

46, 27 *ἀποτελοῦσιν* s. Nachtrag zu 4^3

48, 15 ff. vergl. Nemesios 105 M.

49, 16 f. vergl. Kroll De orac. Chald. 47. 64

51, 8 *ἀνακυκλῶμεν* Kroll.

54, 4 beginnt § 3.

τ'

22 *γιγ ... ρις ...* P; das zweite *γ* und *σ* sind nicht sicher.

56, 6 *τῆς μελλούσης* Diels (*τῇ μελλούσῃ* müſste von der Mutter gesagt sein).

9 *ὡς εὐγονίᾳ φύσεως ἀρετῇ* (sc. *ἐμποδίζει*) *ψυχῆς καὶ ἀρετὴ φύσει* Diels.

57, 1 vergl. Stob. I 377, 13 ff. W.

24 vielleicht (*ἐπ*)*ιτεταμένος*

Berlin, gedruckt in der Reichsdruckerei.

Cod. Paris. Suppl. Gr. 635 f. 21^{v}.

K. Kalbfleisch: Die neuplatonische, fälschlich dem Galen zugeschriebene Schrift
Πρὸς Γαῦρον περὶ τοῦ πῶς ἐμψυχοῦται τὰ ἔμβρυα.

Cod. Paris. Suppl. Gr. 635 f. 23v.

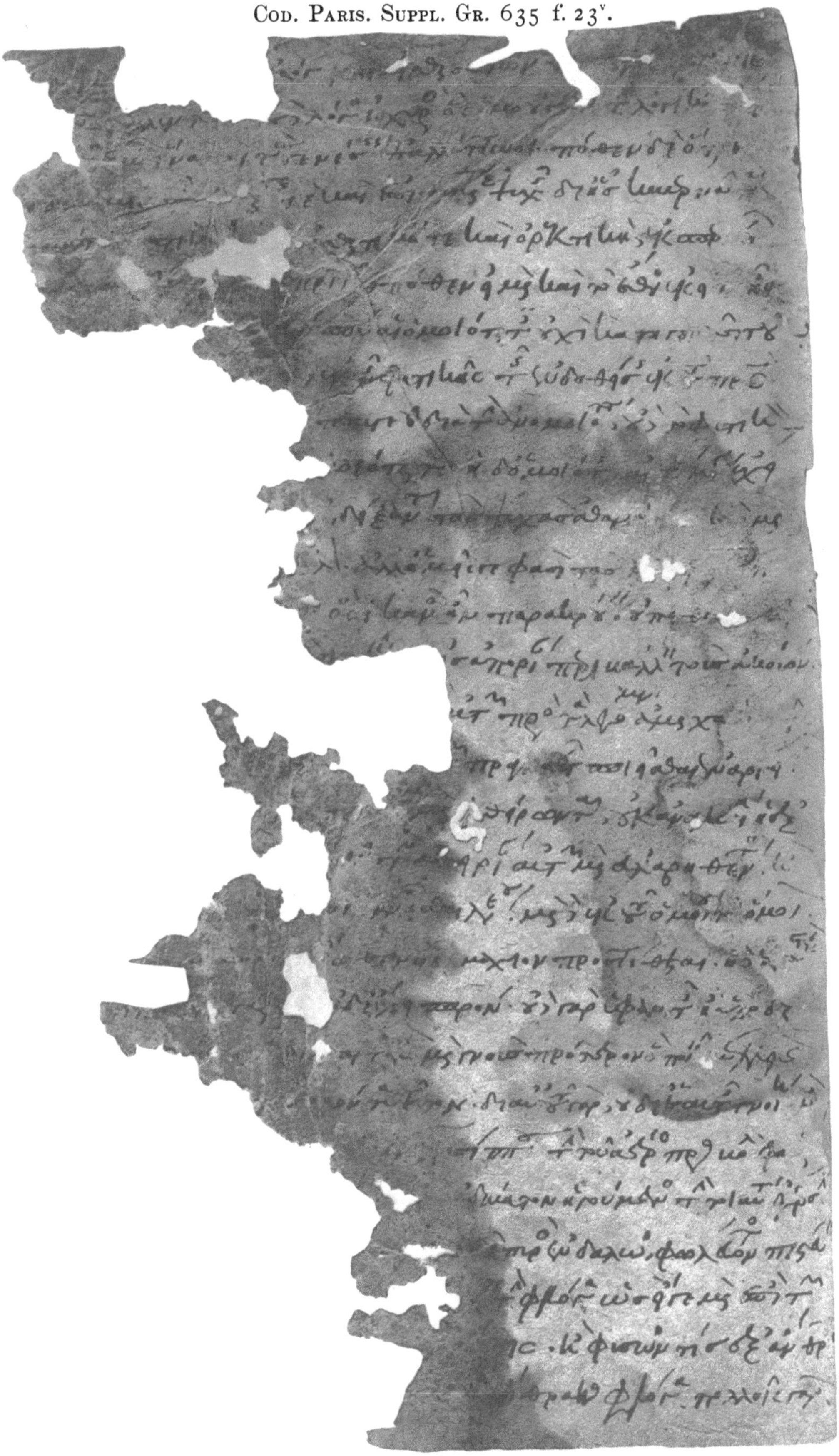

K. Kalbfleisch: Die neuplatonische, fälschlich dem Galen zugeschriebene Schrift
Πρὸς Γαῦρον περὶ τοῦ πῶς ἐμψυχοῦται τὰ ἔμβρυα.

Kolibri 360 GmbH
Ferdinand-Jühlke-Straße 7
99095 Erfurt, Deutschland
produktsicherheit@kolibri360.de